「月曜瞑想」は、
週のはじめの月曜朝に、心と頭を再起動して、
気持ちよく1週間をスタートする習慣のことです。

はじめに

「瞑想」というと、
あなたはどんなイメージをお持ちでしょうか？

心が整いそう
こんがらがった頭の中がスッキリしそう
気持ちがよさそう
集中力を高められそう
というイメージがある一方で、

難しそう
よくわからない
宗教っぽい

という印象もあるでしょうか？

昨今のマインドフルネスの流行を受けて、
かっこいい
クール
知的
といったイメージもあるかもしれません。

瞑想をやってみたい
と思っている方は多いようですが、
ハードルが高そう
と感じていらっしゃる方も多い、
そんな印象があります。

こんにちは

私は京都にあるお寺、両足院《りょうそくいん》の副住職を務めている

伊藤東凌《とうりょう》と申します。

坐禅を指導するかたわら、

瞑想の魅力を世の中に広めたく、

企業で定期的にセミナーを行ったり、

学習塾と連携して高校生に教えたり、

ビジネスパーソンに個人指導をしたり、

海外で瞑想の指導をしたりなどするほか、

最近では、オンライン瞑想や、

禅・瞑想アプリ「ＩｎＴｒｉｐ」の開発と制作に携わったりしています。

瞑想は、心と体を整えるといわれています。
そのことは、科学的にも証明されつつあります。
私自身も瞑想をすることによって、
心の平穏を維持できていると実感しています。

心をスッキリさせたい
ざわつく気持ちを整えたい
四六時中頭にこびりついた悩みをどうにかしたい
集中力を高めたい
判断力や想像力を高めたい
自己肯定感を高めたい
自分らしさを取り戻したい

瞑想に興味を持つ方の動機はさまざまです。

人間生きていれば、
うまくいかないこと、思うようにならないこと
思いもよらないことなど、いろいろあります。

なんでこんなことになってしまうのかと
ネガティブに考え、自分のせいだと悩み、
イライラやモヤモヤとした思いを抱え続けていると
目の前にあるものすら見えなくなってしまいます。

悩みや疲労を抱えると、
なんでも悪いほうに考えがちになる、という声も聞きます。
それでは本来の自分の力が発揮できず、
日常も楽しむことができず、

自らつらい生き方を選んでいるようなものです。

大切なことは、
心の平穏と本来の感覚を取り戻すこと。

今ある自分を感じることは、
自己肯定感につながります。
おのずとそれが、自分らしく生きることになります。
幸せを感じるゆるぎない軸となります。

初期状態に立ち戻る。
初期状態で自分を感じる。
そして、今を感じる。
その感覚を取り戻すことが大切です。

ごちゃごちゃと情報がこんがらがった頭と、
ざわついた心をいったん再起動する。

そのための時間が、瞑想です。

そこで、みなさんに問いかけたあの質問です。

瞑想というと、
あなたはどんなイメージをお持ちでしょうか？

瞑想は、必ずしも身近な存在ではない。
ともすれば、ハードルが高くて難しい。
こういったイメージを打破したかったのです。

今回、みなさんにご提案するにあたり、
ライフスタイルに取り入れやすいよう、
瞑想の究極なカジュアル化を試みました。

いちばん心の動きの変化を感じやすいタイミングで、
習慣化していただきやすいプログラムを組みました。

それが「月曜瞑想」です。

週のはじめを気持ちよくスタートするための新習慣。

心を軽く、頭をクリアに。
イライラやモヤモヤがスーッと落ち着いていきます。

やり方はとても簡単です。

壁にペターっと寄りかかり、足を投げ出して座る。
足を組む必要はありません。
そして、目を閉じて、自分の手と、呼吸を感じる。
ゆっくりと深い呼吸を十数える。

無理はしない、難しいことはしない。
時間にしておよそ5分。

その間だけは、せわしない日常から離れ、
スマホやパソコンからも解放される。
デジタルデトックスにも適しています。

自分を感じる。

外の世界を感じる。

すると、眠っていた感覚が取り戻せます。

その積み重ねが、あなたの心をいい方向に導きます。
コミュニケーションの仕方にも、
人間関係にも、生き方にも、
うれしい変化が訪れるでしょう。

体のことと比べると、心のことを学ぶ機会は少ないと思います。

「月曜瞑想」

ぜひ体験してみていただければ幸いです。

第1章

「月曜瞑想」で1週間を気持ちよくスタート

第2章

「月曜瞑想」でネガティブ思考を脳から切り替える

第3章

「生活瞑想」をプラスして心と頭を常に整える

第4章

「月曜瞑想」でコミュニケーションが変わる

第1章

「月曜瞑想」で1週間を気持ちよくスタート

月曜朝に、頭と心をスッキリ再起動する

月曜日は1週間の始まり。

仕事も学校も、日々の生活も「月曜日」から始まる感覚が体に染みついている方は多いのではないでしょうか？　週はじめの月曜日の朝になると、「今週も始まるな」「今週も頑張ろう」「今週はこれがしたい」などと、気持ちを切り替える、区切りをつける習慣が、みなさん、あると思います。

週のはじめが月曜日ではないという方も、やはり、週の頭には気持ちを切り替える習慣があるのではないでしょうか。

ところが、一方で、週のはじめに気持ちをうまく切り替えられない人が増えてきているのも事実です。

それが、「会社に行きたくない」「学校へ行きたくない」「あの人に会いたくない」などと月曜日の朝から鬱々《うつうつ》とした重苦しさを感じる一因なのかもしれません。そうした症状は、世界的には、「ブルーマンデー症候群」といわれ、科学的にも実証されているといいます。いくつか興味深い研究を紹介しましょう。

江崎グリコによるアンケート調査（2018年2月に働く男女と専業主婦の各400人に実施）では、「憂鬱《ゆううつ》に感じる曜日」として「月曜日」を上げる人がすべての層で最多となりました。

また、労働者健康安全機構の旭労災病院（愛知県尾張旭市）の研究によりますと、心臓への負荷（収縮期血圧×脈拍数）は月曜午前が、ほかの曜日・時間帯より高いといいます。そして、早稲田大学准教授の上田路子氏らによる人口動態調査票の分析では、男性の自殺が最も多くなるのは月曜午前だというデータも示されています。

月曜日は、まさに、憂鬱な曜日、ブルーな日というわけなのです。

月曜日を迎えると思うと発症する症状は、日本では「サザエさん症候群」という言葉でよく知られるようになりました。
日曜日にアニメ『サザエさん』が放送されている時間帯（夕方以降）に、翌日の月曜日から始まる学校や仕事のことを考え憂鬱になり、体調不良や倦怠感を感じてしまう症状のことをいいます。

ブルーマンデー症候群の原因や理由については、さまざまいわれていますが、結局のところは、心身のストレスがそうさせてしまう、ということに、変わりはないようです。

月曜日にいい流れで入れると、火曜日、水曜日といい循環をしていくことができるでしょう。一方で、月曜日に悪い流れで入ってしまうと、火曜日、水曜日と、悪い流れを引きずっていってしまいます。

この流れはぜひとも断ち切りたいものです。

日々のストレスがたまり続けて、動きや反応が重くなってしまったあなたの心と頭を、スッキリと再起動をかけることができればどんなによいか。

そう、まるで、パソコンやスマホのように。

そこで考案したのが、次からご紹介する「月曜瞑想」なのです。

月曜週一回の瞑想で何が得られるのか？

週のはじめは、人々が1週間のうちでいちばん憂鬱な曜日と認識し、自分のストレスや心の重荷を実感しやすい曜日です。「どうにかしたい」と、ご自身でも自覚するタイミングかもしれません。

だからこそ、あなたの心を再起動するには、ベストなタイミングなのです。

なぜなら、再起動したときの心と頭の変わり方をいちばん実感しやすく、再起動を習慣化しやすいからです。自分の中のモヤモヤした感情や鬱憤《うっぷん》、鬱蒼《うっそう》とした思いといったストレスを認識している状況で、それらをすっぱりと断ち切るのです。

もちろん、最初のうちは、なかなかすっぱりと断ち切ることは難しいかもしれません。人はどうしてもネガティブな感情に縛られがちだからです。

ですが、再起動をかけることは、動きを阻害しているものを一度断ち切り、心と頭の働きを正常化させるものですので、「あ、今軽くなったな」と感じていただくことはできるかと思います。

スマホやパソコンもそうですが、常に起動させていると、どうしても、データが過多になったり、バックで動いている無数のアプリが入り乱れたり、動作が重くなりがちです。時にはオーバーワークでフリーズしてしまうこともあります。

そのようなときに、よくみなさんが行うのが、再起動かと思います。再起動すると、スマホやパソコンは入り乱れた情報をきれいに整え、無数に開いていたアプリもいったん閉じられ、正常な動きを取り戻します。初期状態に戻ることで、反応しなくなっていたセンサーも感受性を取り戻す、ということも多いと思います。

スマホやパソコンが、再起動をかけることで、自分の不調を自ら整え、正常な能力を取り戻してくれるのです。

よく、専門店でスマホやパソコンの調子が悪いと相談すると、定期的な再起動を進められたりしませんでしょうか？

その、定期的な再起動を、まさに、自分の心と頭に行うということ。

それが、今回ご提案する週一の瞑想の習慣、「月曜瞑想」なのです。

「月曜瞑想」は、究極にカジュアル化した新しい瞑想法

瞑想というと、昨今のマインドフルネスブームを思い出す方が多いのではないでしょうか。

私は、フェイスブックの本社でヨガサークルや瞑想サークルの人たちに瞑想の指導をしたり、国内の企業の方々にも対面やオンラインでマインドフルネスの指導をしたりすることもありますが、瞑想の習慣がビジネスパーソンに広がったことはとてもうれしく思っています。

ですが、一方で、気になっていることがありました。

マインドフルネスとしての瞑想は、「かっこいい」「クール」「知的」といった印象が先走りして、少し敷居を高くしてしまっているように感じています。違った壁を築いてしまったのではないかなという気もしていました。

クリエイティブな能力を高める、集中力を高める、精神性を高める、人間力を高める、自分の能力を最大限開花させ、最高のパフォーマンスを発揮する……といったように、効果も少々高尚に紹介されることが多いのです。

そもそも、瞑想をすることで、乱れた心の平穏を取り戻し、もともとの自分の感覚を取り戻す、というとても単純なことが、「マインドフルネス」という言葉で表現されることで、「ちょっと難しそうなもの」「自分の日常とは少し遠くにあるもの」というふうに伝わりすぎているきらいがあるのかもしれません。

そのことで、敷居の高さを感じ、手を出せない方もいるようでした。

私が指導している方の中には、「瞑想は興味があったのですが、私はマインドフルネスをやるようなタイプじゃないし、ちょっと違うかな、と思って」とおっしゃっていた方もいます。

もちろん、スタイリッシュ、クール、といった側面もあっていいのですが、私は、もう1つの流れとして、もっと広く、たくさんの方の日常に寄り添った、地に足の着いた瞑想習慣を提案したい、と思っています。

瞑想は本来誰でもが気軽にできるものであってほしい。
子どもから大人まで、家族みんなが習慣化できるものであってほしい。

そういった思いで考案したのが、「月曜瞑想」です。
まさに、カジュアル化した瞑想のご提案です。

月曜の朝5分で心を再起動する新習慣「月曜瞑想」とは？

どんよりとした気分で始まりがちな週のはじめの朝。

先週までのたまりにたまった疲労感と、積み重なったストレスを引きずったままスタートするのか、再起動して、心の中のゴミを捨ててスッキリ整理してからスタートするのか。あなたの1週間が充実したものになるかどうかは、週のはじめの朝の心の状態にかかっているといっても過言ではありません。

この瞑想のやり方で特徴的なのは、「自由」で「ラク」なこと。

ほかの瞑想のやり方とは一風変わっています。

壁にペターともたれかかって足を投げ出して座って行うということ。足を組まなくてよいこと。脱力してよいこと。

瞑想というと、ピンと背を伸ばして、あぐらをかいて座る、というイメージがあるかと思いますが、これから紹介する「月曜瞑想」を知ると、みなさん意外に思われるかもしれません。

瞑想の態勢を取らずして、瞑想ができるのか？

たしかに、姿かたちから入ることも1つの方法です。

ですが、姿かたちにとらわれてしまうと、瞑想の本質を理解できない、ということもあります。

なによりも、私は、本質をまっさきに理解してもらい、瞑想の体験で得たものを実生活に生かしていただきたい、そう願っています。ですから、やり方は、ごくごくラクに自由なものにしました。

瞑想にかける時間も、まずは5分からでOK。日々の忙しい毎日を送る中で、特に忙しい月曜日の朝、どうか5分でいいから自分のための時間としての瞑想の時間を捻出してほしい。

もちろん、もっと長くできる方は、長くやったほうが、再起動された心と頭を実感しやすく、またその状態が長く続きやすいかもしれません。

起きてからすぐでもいいですし、朝食の前でもいいですし、出かける直前でもかまいません。週のはじめの朝に、瞑想の時間を5分間つくるだけで、あなたの1週間がガラリと変わるのです。

33ページから、詳細なやり方をご紹介いたします。ぜひ、お試しください。

瞑想は「頭を空っぽ」にするものではなかった

「月曜瞑想」を始める前に、ぜひともみなさんにお伝えしたいことがあります。

「瞑想」というと、みなさん何を思い浮かべるでしょうか？
頭を空っぽにする。
心の中をきれいにする。
自分と向き合う。
無になる。

ひと言でまとめてしまいますと、難しそうなイメージがある、というところでしょうか。

「月曜瞑想」ではそのような難しいことを考える必要はありません。

私が行っている「坐禅」も、ただ座るだけです。

そこに、無になろうとか、頭を空っぽにしようといった狙いや計らいごとはありません。私は、そこにただ座っているだけ、なのです。

座って何をしているのか。

いろいろなことを感じています。

息を吸っているなあ、吐いているなあ。

手が温かいなあ、指がしびれているなあ。

鳥の鳴き声が聞こえるなあ、足音が聞こえるなあ。

お線香の香りがするなあ、花の香りがするなあ。

自分の感覚を開いて、自分にあるもの、まわりにあるものを感じて、どんどん受け入れていきます。

日常生活を送る中で、ストレスなどで乱れて混線してしまった感覚を整え、本来私たちが持っている状態まで取り戻しているのです。そうすることで、自然と心の状態も整っていきます。

瞑想とは、頭の中を空っぽにするのではなく、自分の感覚で受け取る情報を1つひとつ丁寧に体験することです。

それが「月曜瞑想」の第一歩になります。

それでは、さっそく「月曜瞑想」を始めましょう。

「月曜瞑想」の基本のやり方

まず、部屋の環境を整えましょう。

カーテンを開け、朝の光を取り込みます。

太陽の光には、幸せホルモンと呼ばれるセロトニンの分泌を促す効果があり、浴びるだけで心が穏やかになります。理想は、カーテンだけでなく、窓も開けること。太陽の光は、直接浴びるほうがより効果があるとされています。

部屋の空気も入れ替えて、まず環境をリセットします。ただし、住環境によっては、窓が開けられないこともあるかもしれません。そのときは、カーテンを開けるだけでもよいです。

テレビやラジオなどの音も消します。朝、音楽を聴く習慣がある人は、瞑想のときだけはスイッチをオフにしてください。
また、スマホも、できれば電源オフに。約5分間だけのことです。
以上が、「月曜瞑想」の準備です。部屋の環境が整ったら、瞑想を始めましょう。
瞑想は、以下の手順で行います。

①座る
②手首をぶらぶらする
③手を合わせて目を閉じる
④手を合わせたまま、呼吸に意識を向ける
⑤呼吸に合わせて、数を1〜10まで数える

準備から、数を数え終わるまで、約5分。

たった5分とはいえ、この5分間が心をリセットする大切な時間になります。次のページから、手順に沿って具体的なやり方を紹介しましょう。

①座る

部屋のどこでもかまわないので、壁にお尻をあて、寄りかかって座ります。足は前に投げ出して伸ばしましょう。伸ばすのがきついときは、ひざを曲げてもかまいません。それでもきついときは、横座りしてもかまいません。

瞑想するときの姿勢で大切なことは、できるだけ背中が丸くならないようにすること。壁にもたれかかると、背中が丸くならない状態をラクにキープできます。

寄りかかる壁がない方や、床に座れないという方は、背もたれのあるイスに座りましょう。イスに座るときは、深く座って背もたれに背中

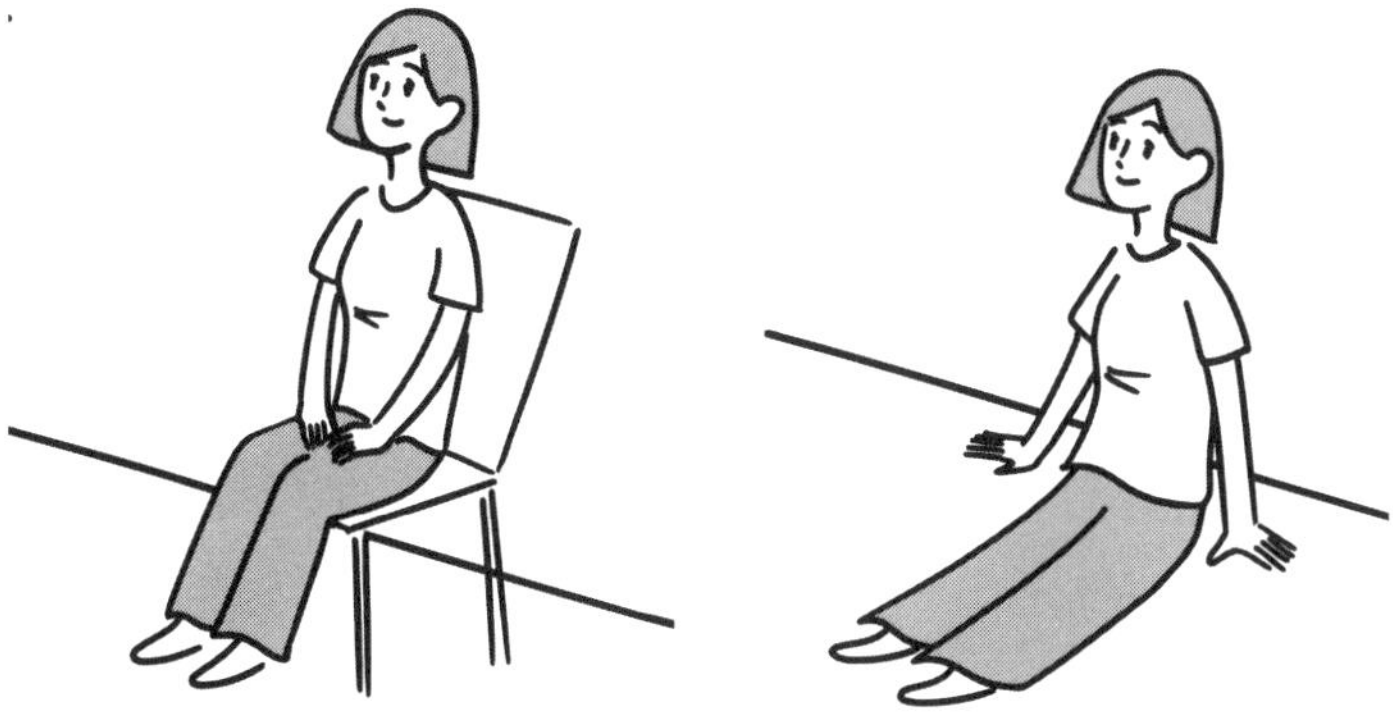

をもたれかけてください。できれば、両足は床につけておきましょう。

②手首をぶらぶらする

両手を前に出し、腕の力を抜いて、手首から先を10～20秒くらい、ぶらぶらさせましょう。手首をぶらぶらさせるだけで、体の力が抜けていきます。頭と心の動きが悪くなっているときは、体もリラックスできていないものです。体の力が抜けると、感覚を取り戻しやすくなります。

③手を合わせて目を閉じる

しばらく手首をぶらぶらさせたら、胸の前で

目安時間：10～20秒

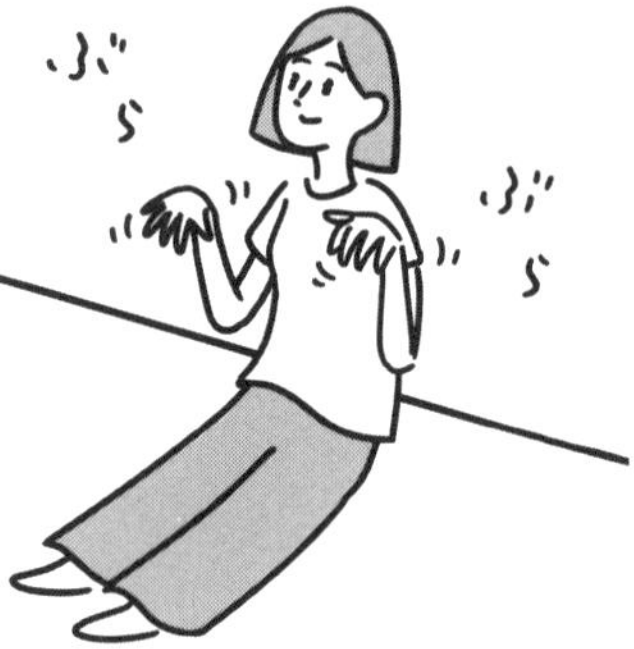

目安時間：20～30秒

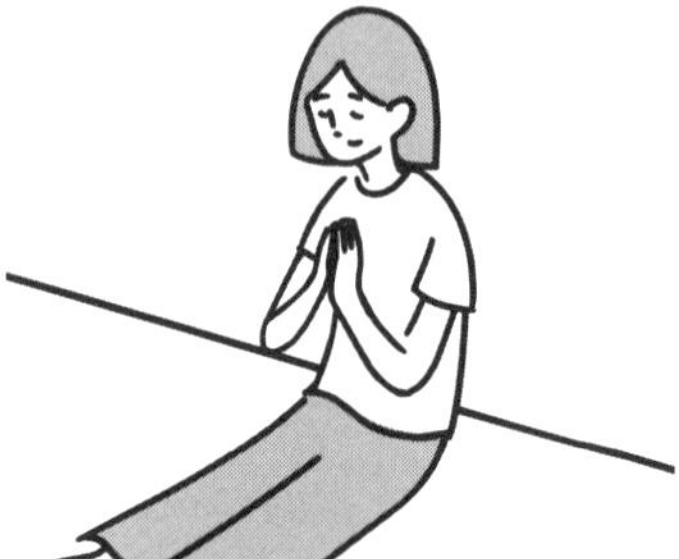

手を合わせ、目を閉じましょう。胸の前で手を合わせられない方は、おなかの前でもかまいません。

手を合わせたら、右手と左手の触れ合っている部分に意識を向けましょう。手のひら、小指、薬指、中指、人差し指、親指の順に意識を向けると、例えばあったかい、冷たい、しびれがあるなどを感じることができると思います。

20〜30秒ほど感じます。

④手を合わせたまま、呼吸に意識を向ける

次に、呼吸に意識を向けましょう。

今息を吸っているのか、吐いているのかを感じるだけでかまいません。日常の中では、途切

目安時間：20 〜 30秒

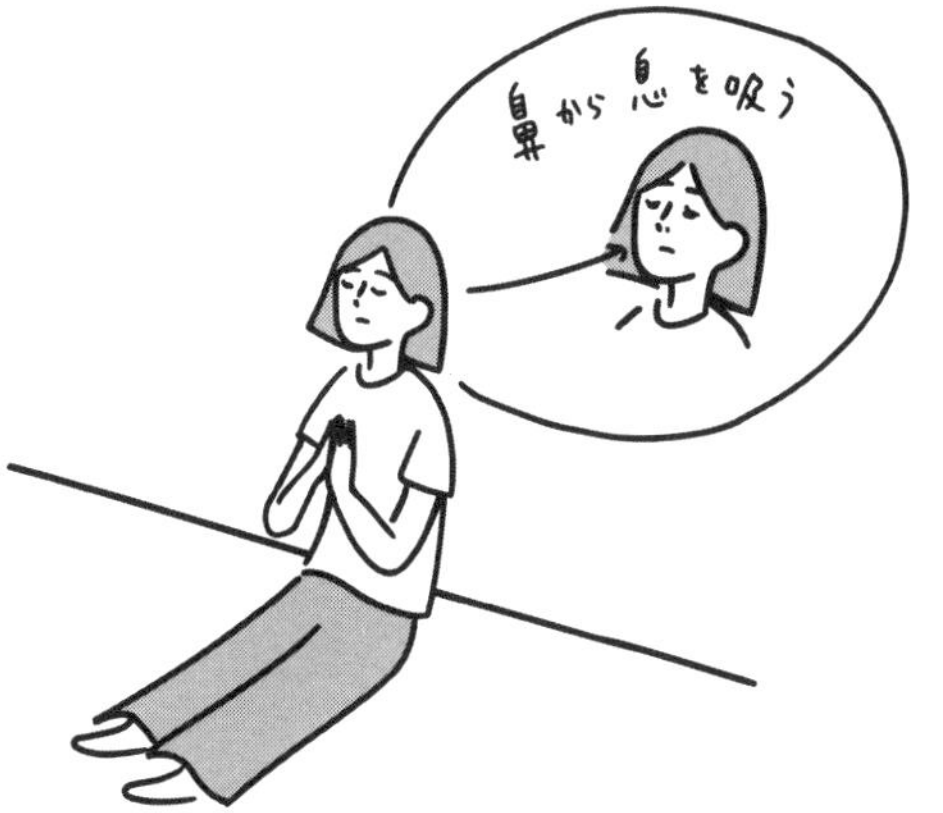

れることなく呼吸していることをつい忘れがちです。ここでは、呼吸の存在を改めて感じることが大切です。

20～30秒ほど感じます。

⑤呼吸に合わせて、数を1～10まで数える

次に、少し深く呼吸するイメージで、ゆっくり息を吸って、ゆっくり息を吐きます。そして、吐くときに、「ひとーつ」「ふたーつ」と、心の中で数を数えていきます。

呼吸のリズムに合わせて、ひとつ、ふたつ、みっつ、よっつ、いつつ、むっつ、ななつ、やっつ、ここのつ、とう。大和言葉でゆっくりと数えましょう。

目安時間：2分30秒～3分

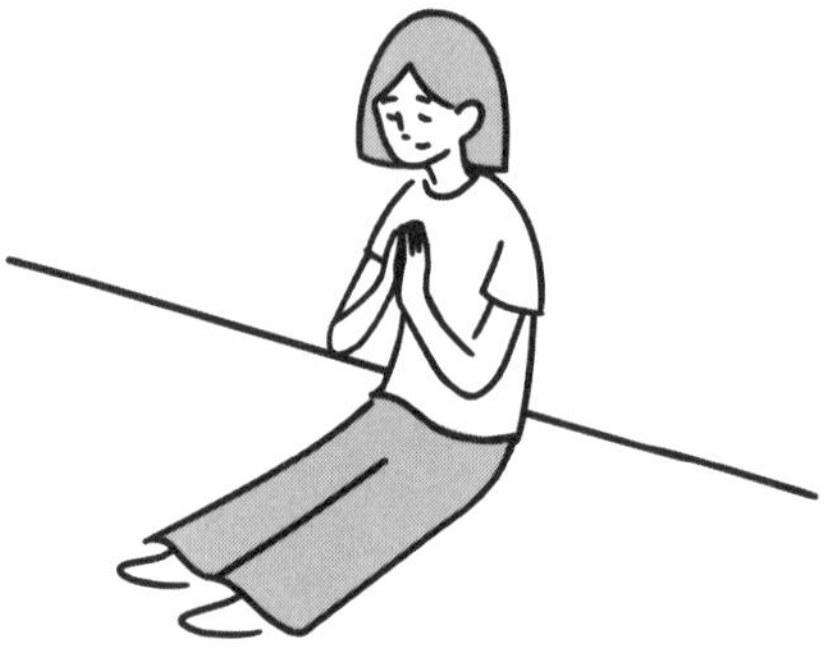

「とう」まで数え終えたら、「月曜瞑想」終了です。
数えているときに途切れたら、例えば「よっつ」で途切れたら、ひと呼吸入れてから、「いっつ」と続きから始めてください。「とう」まで数えたら終了です。

実は、初めて瞑想する方で、「とう」まで途切れずに数えるのは、なかなか簡単ではありません。といいますのも、瞑想していると、5分間とはいえ、いろいろなことが頭に浮かんでくるからです。

昨日ケンカした彼や彼女のこと、明日のテストのこと、いつも細かいことを注意してくる上司のこと、2週間後に行く予定だった旅行が中止になったこと……。
浮かんでくるのは、嫌なことや不安なこと、思い出したくないことばかりではありません。

サプライズでプレゼントをもらったこと、久々に会える友達のこと、続きが気になっているドラマのこと、先輩にほめられたこと……。

もしかしたら、今日のランチは何を食べようかな、傘を持っていくべきかななど、日々のちょっとしたことも浮かんでくるかもしれません。

わずか5分の間でも、次々にいろいろなことが頭に浮かんでくるかと思います。

途切れたときは、いったん呼吸に意識を向けるようにしましょう。吸っているな、吐いているなと呼吸を感じたら、次に吐くときに続きを数えましょう。また途切れたら、同じようにひと呼吸入れてから続きを数えます。

何度途切れてもかまいません。「とう」と数え終わるまで続けてください。「月曜瞑想」を続けていると、いずれ「とう」まで数えられるようになります。

瞑想が上達すると、頭の中を空っぽにできると考えられているところもあるようですが、思いや考えが浮かばなくなることはありません。瞑想の達人といわれる人たちの頭の中にも、実は、嫌なこと、思い出したくないことなど、浮かんでいます。ただ、浮かびながらも、しっかり数えられるのです。

瞑想の目的は、ある意味、自分の頭の中を観察すること

瞑想しているときに、頭の中にいろいろなことが浮かんでくるのは悪いことではなく、それを観察するのが、むしろ、瞑想の目的と呼んでいいかもしれません。

問題なのは、浮かんできた思いや考えに心が支配されてしまうことです。

それが、「とう」まで数えられなかった、もしくは途切れてしまった原因でもあります。浮かんできたことに心がとらわれて、数えることを忘れてしまったのです。

少し時間はかかるかもしれませんが、「月曜瞑想」を続けていると、次々に頭に思い浮かんでくることに支配されなくなります。

気がかりなことや嫌なことが浮かんできても、ワクワクすることやうれしいことが浮かんできても、スルーできるようになるのです。「あっ、何か浮かんできた」と、頭の中を客観的に眺められるようになります。

私は、この境地を、よく浜辺の話に例えてお伝えしています。

私たちの心は、海に似ているところがあります。何のトラブルもなく、静かな水面のときもあれば、大きなトラブルが発生して大荒れになることもあります。

海が穏やかなときは、ただプカプカと浮いているだけでいいですが、海が荒れてくるとそうはいきません。海が荒れてくると、ふつうは、なんとかその場を逃れようと手足をバタバタさせたり、サーフボードやボディボードなどを使って波を乗りこなそうとしたり必死になると思います。

ところが、瞑想が上達してくると、何もしなくなります。

ジタバタすることを放棄して、流れに身を任せてしまうのです。そうすると、いったんは沖に流されるかもしれませんが、波がおさまり、潮が引く頃には浜辺(心を外から眺める場所)に打ち上げられることがわかってくるからです。

そして、瞑想の達人になると、そもそも海に入ることなく、浜辺に座って海を眺めるようになります。


頭に浮かんできたことにいちいち反応するのは、ちょっとした海の変化にもジタバタしているようなもの。そんなことをしていると、心も体も疲れてしまいます。

海が荒れても、何もしない。究極は、浜辺に座ってその様子を眺める。

これが、「月曜瞑想」の最終の目標。

週一回の心の再起動の繰り返しで得られる、最高の心の状態です。

「月曜瞑想」の第一歩は、自分の体をじっくり感じることから

頭に浮かんでくることに心が支配されなくなるのは、少し先のお話。

「月曜瞑想」の目的は、月曜の朝に心と頭を再起動し、たまった疲労感やストレスを新しい週に引きずらず、スッキリとした気持ちで1週間をスタートすることです。

再起動するために、まず、自分の体を感じることから始めましょう。

体のことは、ふだんはあまり意識していないと思います。それを、意識して感じてみるのです。慣れるまで少し集中力がいるかもしれませんが、それが「瞑想」の第一歩となり、同時に、心を再起動するスイッチとなります。

手を合わせているときに、右手で左手を、左手で右手をしっかり感じることができ

ましたか。
呼吸をしているときに、息を吸っている、吐いていることを感じることができましたか。

私たちには本来、自分にあるものも、まわりにあるものも、繊細に感じ取れる感覚があります。それが、忙しい毎日や人間関係のストレスなどに心が振り回されていると、少し鈍くなってきます。

そのままでいると、どんどん感覚が鈍くなり、自分を幸せにしてくれるものが近くにあるのに気づけなくなってしまうのです。

「月曜瞑想」では、その鈍くなっている感覚を、自分の体に意識を向けることで取り戻します。いろいろなものを受け入れるための感覚を開いていく、ウォーミングアップのようなものです。

手を合わせて右手で左手を感じようとすると、左手のぬくもりを感じられます。逆もそうです。それぞれの指に意識を向けると、それぞれの指のぬくもりが感じられます。指先がしびれているような感覚もあるでしょう。

呼吸に意識を向けると、息を吸い込むと肺がふくらみ、吐くとしぼんでいくのがわかります。少し呼吸が大きくなると、おなかがふくらみ、吐くとしぼんでいくのを感じることもあるでしょう。

右手と左手、そして息を吸ったり吐いたりしているときの体の動き。ふだんの生活の中で、体のことに、ここまで細かく意識を向けることはほとんどないと思います。健康なときや調子がいいときはなおさらです。体のことが気になるのは、熱があるとか、だるいとか、手や足をケガしたとか、何か具体的な症状が体に表れてからではないでしょうか。

右手も左手も、息を吸ったり吐いたりするために使っている体も、すべてあなたに当たり前にあるものです。ついつい忘れがちな、その当たり前にあるものを感じることができたら、鈍くなっていた感覚が開いてきたということ。

心の再起動、完了です。

心を再起動させ、感覚をさらに研ぎ澄ます「月曜瞑想プラス」

「月曜瞑想」に慣れてきたら、ぜひとも挑戦していただきたいのが、「月曜瞑想プラス」です。

これは、基本の「月曜瞑想」のやり方で「とう」まで数え終わった後に、続けて行います。

あなたの中で眠っている感覚を、さらに開き、研ぎ澄ませることができます。

やることは次の２つです。

①目を閉じて手を合わせたまま、音を聞く

②目を閉じて手を合わせたまま、匂いを嗅ぐ

「月曜瞑想」の基本のやり方では、体の内にあるものを感じましたが、「月曜瞑想プラス」では体の外にあるものを感じてみましょう。

都会の生活に慣れると、耳から入ってくる情報を無意識にシャットアウトしているところがあるものですが、耳を澄ますと、いろいろな音が聞こえてきます。

外を走る車の音が聞こえてきませんか。学校へ行く子どもたちの声が聞こえてきませんか。鳥のさえずりはどうでしょうか？　エアコンをかけていたら室外機の音が聞こえてくるかもしれません。

車の音も注意深く耳を傾けると、いろいろな音があることに気づきます。

小さな車、大きな車でも違うし、止まろうとしているか、スピードを出しているかでも違います。

雨の日なら、雨音が聞けるときもあるでしょう。雨音にもいろいろな音があります。雨が屋根をたたく音、地面をたたく音、外を歩いている人がいたら傘にはねる音が聞こえてくるかもしれません。屋根をたたく音は、コンクリートと瓦では違うでしょうし、地面をたたく音も、アスファルトと土ではまったく違うでしょう。

匂いはどうでしょうか。

匂いに関してもふだんはあまり意識することはないかもしれませんが、意識を集中して嗅ごうとすると、そこには何かしらの匂いがあると思います。昨日の夜のアロマ、いつもつけている香水、ハンドクリーム、昨日買ってきてテーブルに置いてあるフルーツ、消臭スプレーなど、いろいろな匂いがあることに気づくことでしょう。

窓を開けていると、外から入ってくる匂いを感じることもあるでしょう。

何が聞こえるか、何が匂うか、ではなく、いろいろな音や匂いを感じるのがポイントです。それだけ感覚が開いてきたということです。

「月曜瞑想プラス」のおまけとして、ぜひ紹介したいのが、私自身も毎朝行っている「ボディスキャン」です。これも、感覚を開く練習になります。

基本の「月曜瞑想」で、息を吸うとき、吐くときに意識を向けると、肺やおなかがふくらんだり、しぼんだりするのを感じられるとお話しいたしましたが、ボディスキャンは、さらに細かく体の動きを観察します。

カメラを使って本当にスキャニングするわけではありませんから、ここの筋肉が張っているとか、ゆるんでいるとか、体のコンディションはどうかとかイメージすることになりますので、想像力も必要になります。

例えば、息を吸ったら、肺に入ってきた空気が胸から背中、おなか、背骨、そしてお尻、手や足の指先まで行き渡るのを想像する。

逆に息を吐くときは、いろいろな部位を通って最後に口から息が出ていくまでを想像する。

ボディスキャンは、慣れるととても楽しく、私自身を含め私のまわりでも、日々の体調管理の一環として習慣化している方は少なくありません。基本の「月曜瞑想」と合わせて、繰り返すことで、感覚がどんどん開いてきます。

私たちが本来持っている感覚を取り戻せると、些細《ささい》なことや小さな動きに気づけるようになります。

例えるならば、解像度が低くてぼやけていた映像が、解像度が高くなることでくっきりはっきり見えてくるようなものでしょうか。

そうなることによって、チャンスやきっかけも見つけやすくなる、といえるかもしれません。いつでもキャッチできるよう、「月曜瞑想」で感覚を開いておくことをぜひともおすすめします。

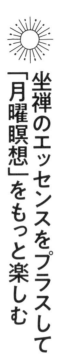

坐禅のエッセンスをプラスして「月曜瞑想」をもっと楽しむ

基本の「月曜瞑想」に慣れてきたら、呼吸や姿勢を少し本格的な瞑想に近づけて、ステップアップしてみるというのはいかがでしょうか？

これは、当院で坐禅体験会の参加者のみなさんに指導している姿勢と呼吸法に近いものになります。少し難しいので、無理のない範囲で、ぜひやってみてください。たまには呼吸や姿勢を変えて、本格的な瞑想体験に挑戦してみるのも、きっと気分が変わって、また楽しめるかと思います。

まず、呼吸です。
ステップは2段階になります。
①腹式呼吸にする
②吐く時間が長い腹式呼吸にする

腹式呼吸ができるようになると、それだけで心が落ち着くようになります。
なぜなら、腹式呼吸は横隔膜《おうかくまく》を動かして行う呼吸のため、その周辺に集まる自律神経を刺激して、リラックスモードをつくる副交感神経が優位になるからです。

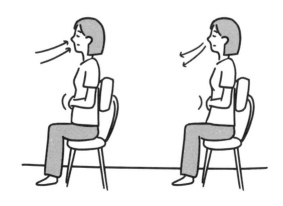

①腹式呼吸にする

月曜瞑想で行う前に、腹式呼吸のやり方を身につけておきましょう。練習方法は簡単です。

1．おなかに手をあて、おなかをへこませながら、5秒かけて口から息を吐きます。

2．おなかに手をあてたまま、5秒かけて鼻から息を吸います。おなかがふくらむのがわかります。

②吐く時間が長い腹式呼吸にする

腹式呼吸のアレンジです。副交感神経に働きかけるのは息を吐くとき。より長くすることで心が穏やかになります。無理のない範囲でやってみてください。

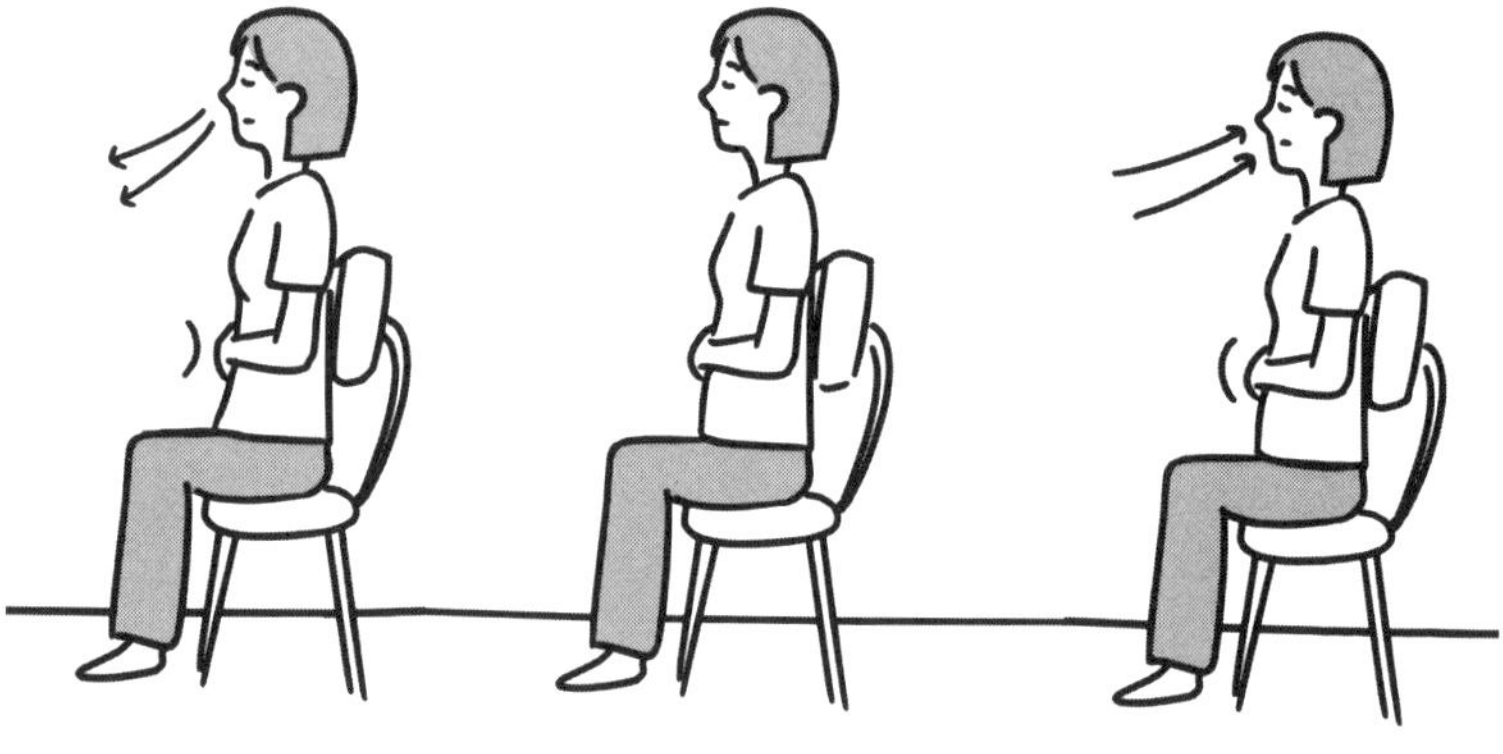

1. おなかに手をあて、3秒かけて鼻から息を吸います。
2. 息を2秒止めます。
3. おなかに手をあてたまま、10秒かけて口から息を吐きます。

次は姿勢です。姿勢もステップは2段階になります。

①あぐらをかいて座る
②坐禅の座り方で座る

瞑想するときの姿勢は、「広く高く」が基本になります。広く高くを意識するのは、体はいろいろなものを感じるためのアンテナの役割になるからです。

そのため、あぐらをかいて座るときも、坐禅の座り方で座るときも、背中が丸まらないようにするのが最大のポイント。ステップの第一段階のあぐらを

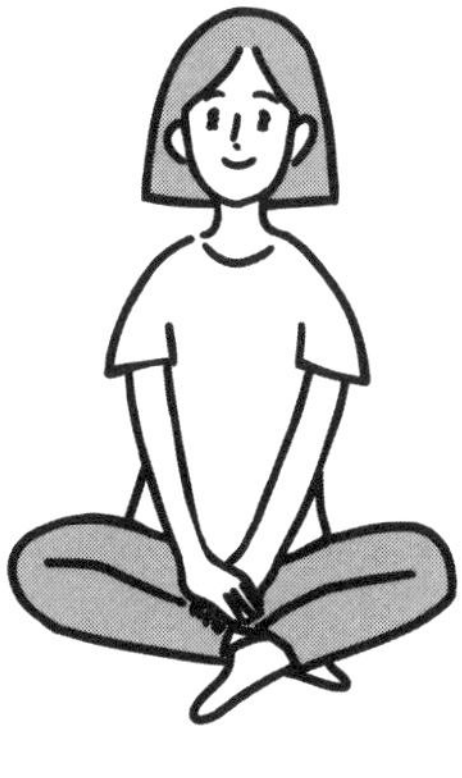

かいて座るときに、どうしても背中が丸くなる場合は、壁に寄りかかって瞑想することをおすすめします。

きれいな姿勢をつくるということを意識しすぎてしまいますと、本来の目的である心の再起動ができなくなってしまいますので、注意してください。

①あぐらをかいて座る

壁から離れ、あぐらをかいて床に座りましょう。背中が丸まらないように気をつけながら、上半身の力を抜きます。

イスに座って月曜瞑想している方は、イスに浅く座り、背もたれにもたれかからないようにしましょう。この場合も、背中が丸まらないように気をつけてください。

②坐禅の座り方で座る

伝統的な足の組み方を「結跏趺坐《けっかふざ》」といいます。

1. 座布団の上にお尻を置いて座ります。低いときは、2つ折りにしてもかまいません。
2. 右の足を左の太ももの上にのせます。
3. 左の足を右の太ももの上にのせます。
（※どちらの足から始めてもかまいません。）

両足をのせるのが難しいときは、片方の足をもう片方の太ももにのせるだけにします。これを「半跏《はんか》趺坐」といいます。

体の硬さや関節の動き、骨の動きやすさなどは人それぞれですので、どうしても足を組めないということもあるかと思います。そのときはくれぐれも無理をしないようにしてください。

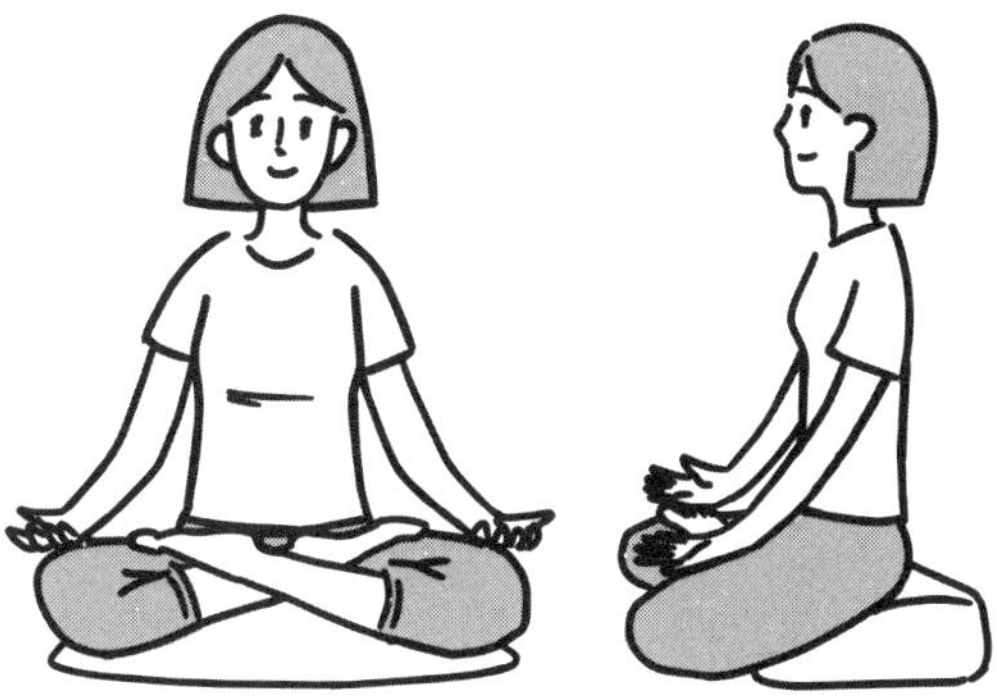

最後まであぐらをかけなくてもかまいません。あぐらをかけないからといって、瞑想で感覚が開かなくなるということはありません。

「月曜瞑想」で、感覚が解放され、気づきが増える

ひとりで瞑想していると、うまくできたのかどうか不安になるかもしれません。指導を受けながらだと、1つひとつ確認しながらできるかもしれませんが、自宅でひとりで行うとなると、それができないので、これでいいのかと不安に感じることもあるかもしれません。

しかし、実のところは、うまくできたかどうかというのは、あまり重要なことではないのです。1回目より2回目のほうが、指先の感覚がわかるようになったとか、肺

がふくらむのがわかったとか、違う音が聞こえたとか、新しい匂いに気づいた……など、そういった小さな発見があればよいのです。あなたの「月曜瞑想」はうまくいっています。

さらに、「月曜瞑想」を終えたときに少しでも心が落ち着いたとか、スッキリしたなどの感覚があれば、大成功です。

「月曜瞑想」を繰り返していると、自分のことも、まわりのことも、いろいろと細かなことに気づけるようになります。

例えば、昨日見たときより今日のほうが花のつぼみがふくらんでいるとか、あの人は帰るときにみんなに声をかける人だったんだとか、あの山はこの角度から見るとこんなふうに見えていたんだ……など、今まで気づかなかったことに気づけるようになっている自分がいることでしょう。

いつの間にか、気づきのポイントが増えている。

それも、「月曜瞑想」による変化です。

そういうふうに感じる瞬間が一回でもあると、少しずつ、自分の心との付き合い方も変わっていきます。

まわりに対する視野も格段に広がり、見える世界が変わります。

第2章

「月曜瞑想」でネガティブ思考を脳から切り替える

神経科学者が気づかせてくれた「月曜瞑想」の可能性

仕事のこと、家族のこと、人間関係のこと、将来のこと……当院に悩みを相談にいらっしゃる方に、意識的にお伝えしていることがあります。

それは、幸せぐせをつけましょう、ということです。

神経科学の先生とお話ししたことがあるのですが、人間の脳は、よく使う回路はつながりやすくなる傾向があって、もともとポジティブな情報よりネガティブな情報に注意を向けやすい人間は、意識しないと、嫌なこと、キライなこと、不安なことを、わざわざ探し出したり、記憶したりすることが多くなる、というのです。

言ってみれば、不幸せぐせです。

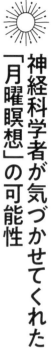

私のところに相談に来られる方に抱いていた「負の連鎖が多いな」という印象は、科学的にも証明されているものなのか、と改めて感じ入るお話でした。

不安や悩みは消えるどころか、常に私たちに付きまとうもの。

時間がたてば消えるどころか、どんどん積み重なり、心の負荷がますます重くなる。ひとつ悩みが解消したとしても、またすぐに次の悩みが見つかり、心が暗く、気分が下向きになる。この悪循環は、脳の性質によるものだったのです。

無意識的に脳がそう動くのであれば、意識的に受け取り方や見方を変えればいい。

私は、瞑想の可能性をそう感じました。

ネガティブな状況をリセットして、フラットの状況にできるだけ戻し、情報のインプットに使う感覚を意識的に研ぎ澄ませて、ポジティブな情報を積極的に取りにいくようにする。そんな意識づけと習慣が瞑想によってつくれるのではないか、と思ったのです。

神経科学の先生によると、瞑想がものごとの受け取り方や見方に良い影響をもたらしうることは、科学的にも明らかになってきているということでした。

マインドフルネスが海外で人気となったきっかけも、有名な企業家たちがライフスタイルに取り入れていたことはもちろんですが、効果が科学的に実証されているというのも大きかったのではないかと思います。

例えば、マインドフルネスの父ともいわれる、マサチューセッツ大学のジョン・カバッド＝シン教授が行った実験によると、認知療法と瞑想を統合したマインドフルネス・ストレス低減法を8週間実践することで、ストレスから解放されるだけでなく、脳の機能が高まることがわかっています。

また、２００９年にニューヨークの医師マイケル・クラスナーの発表によると、70

人の医師にマインドフルネスプログラムを実施したところ、感情的疲労の症状が25％改善したという報告もあります。

とはいえ、毎日瞑想をしましょう、と提案したところで、少々ハードルが高いもの。

瞑想を世の中に広める動きは既にありますし、私もその活動をしているひとりですが、なかなか広めるのは難しいものです。

そこで考えたのが、「月曜瞑想」です。

「月曜瞑想」は究極にカジュアル化した瞑想法なのです。

ふだんの日常の生活に、瞑想の習慣を取り入れる。

ラクに、肩ひじ張らずに、格式張らずに。

たくさんの思いを込めた「月曜瞑想」について、第2章では少し詳しくお話ししようと思います。

脳に幸せぐせをつける「月曜瞑想」

先日、ある人に、毎日毎日、幸せを見つけるのがお上手ですね、と言われました。

ふと思い返してみますと、たしかに私は、幸せを感じるのが得意かもしれない、と思いました。

寺の庭にある植物の花芽の成長を喜んだり、窓を開けたときに差し込む日差しに心を弾ませたり、いつもよりおいしくお茶を入れられたときや、好物のお菓子をいただいたときなども、幸せを感じています。

なにも私が特別なわけではなく、心の状態を整え、積極的に幸せをキャッチできる感覚を取り戻せていたら、玄関を開けた瞬間から、誰でも幸せを感じる出来事と出合えることがあります。

例えば、玄関を開けて一歩踏み出したら、体が軽くてコンディションがいいことに気づいたり、道を挟んだ前の家から花の香りがしてきたり、道の遠くから楽しそうに話す子どもたちの声が聞こえてきたり……。

小さなことですが、幸せな気持ちになれる出来事は身近にあります。

幸せを感じられるかどうかは、実は、私たちの人生を大きく左右します。

それは、つまり、チャンスをチャンスとして認識し、つかみ取ることができるか、につながるからです。

先ほどもお話しいたしましたが、脳には不幸せぐせをつくる性質があって、放っておくとネガティブなものばかりを見てしまう傾向があります。ですから、意識的にポジティブな方向に視点を切り替え続けることが大切になります。

そこで有効なのが、小さな幸せ感の積み重ね、です。

瞑想するとわかるように、私たちの頭の中には、嫌なことも、楽しいこともいろいろなことが次々に浮かんできています。幸せを感じる時間が増えるほど、その内容はポジティブなものが多くなり、脳がポジティブに切り替わります。

幸せは待っていても歩いてこない、ということがよくいわれますが、まさにその通りで、そもそも、幸せはこちら側から実感しにいくものです。自分から積極的に動かないと実感しづらいものなのです。

そのためにも、「月曜瞑想」で心を再起動し、もともと持っている幸せをキャッチできる感覚を取り戻すことが大切なのです。

意識的に幸せを実感しにいく。

これが、幸せぐせ。

みなさんも、「月曜瞑想」で幸せぐせをつけていきましょう。

感謝は自分から取りにいく

幸せぐせをつけようなんて、いったい具体的にどうすればいいの？

きっとみなさん、そう感じていらっしゃることと思います。

「月曜瞑想」で心を再起動する習慣を身につけたみなさんに、ぜひとも習慣にしていただきたいことがあります。

それは、再起動で本来の機能を取り戻した感覚を十分に使って、もっと積極的に身近にある幸せを感じ取っていただきたいということです。それが、幸せぐせにつながります。

私がおすすめしているのは、1つは「感謝」。

私たちは、人のやさしさや好意に触れたとき、感謝の気持ちを抱きます。

相手に対して「ありがとう」と、その思いを言葉で伝えることもあれば、頭を下げて体で表現することもあります。目の前に相手がいないときは、心の中で「ありがとう」と言うこともあるかもしれません。


みなさんにも、これまでの人生で何度も感謝することがあったと思います。

困っているときに誰かに助けてもらったとか、約束の時間までに間に合いそうになくて途方に暮れているときに手伝ってもらったとか、コツコツと続けていたことをほめられたとか……。

ひとりじゃないことを感じることができたり、自分がどれだけ人に大切に思われているのかを感じたりすると、幸せな気持ちになります。

そんな心が温かくなる感謝ですが、その多くは、受け身だということに気づいていましたか？

ここまでお話しした感謝の気持ちはすべて、相手の行為があって、初めて生まれるものです。

しかし、感謝することに、必ずしも相手の行為が必要なわけではありません。

感謝するときのあの幸せな気持ちを、自分から感じにいくこともできます。

なぜなら、私たちのまわりにあるものは、人も、モノも、出来事も、環境もすべて感謝するものばかりだからです。

難しく考えることはありません。どんなに小さいと思えることにも感謝しましょう。今日は何に感謝しようと決めるのもいいでしょう。

例えば、今日は、しばらく会っていない家族や親せきに思いをはせてみてはいかがでしょうか？　昔お世話になった学校の先生や、入社当時に指導してもらった上司のこと、会ったことのない祖先のことを考えてみるのもいいでしょう。

空気や水など、存在が当たり前すぎるものにも、改めて感謝してみるというのもよいかもしれません。

例えば、スマホにだって感謝することができます。

スマホにどれほどお世話になっているか、考えてみてください。

いつも誰かとつながっていられるのも、知りたいことがすぐに調べられるのも、財布を開けずにお買い物ができるのも、好きなドラマや映画をいつでもどこでも見られるのも、すべてスマホのおかげです。

ぜひ「ありがとうございます」という思いを伝えてみましょう。

世の中には、感謝する人、モノ、出来事、環境は、数えきれないほどあります。

自分を支えてくれているあらゆるものを探して、積極的に感謝すれば、いつでも幸せな気持ちになれます。

「いただきます」と「ごちそうさま」で1日6回幸せになる

積極的に感謝を取りにいく簡単な方法は、ほかにもあります。

それは、食事のときの、「いただきます」と「ごちそうさま」。

改めて言われてみて初めて、「ああそうだった」と思われる方は多いかもしれません。なかには、「いただきます」も「ごちそうさま」もまともに言っていなかったと反省している人もいるかもしれませんね。

日本に古くからある「いただきます」と「ごちそうさま」は、とても美しい感謝の気持ちを込めた言葉です。

「いただきます」とは、「命をいただいて私は生きることができます。ありがとうございます」と、目の前にある食べものに感謝の気持ちを伝える言葉ですが、本来はもっとたくさんのことに感謝する言葉でもあります。

目の前にある食べものが野菜であっても、肉であっても、魚であっても、その食材が食卓に出てくるまでには、いろいろなものに支えられています。

例えば、野菜なら、育つためには栄養分を含んだ土も必要ですし、太陽の光も、水も必要です。しっかり育てるために農家の方々が毎日お世話してきたことでしょう。そうした自然や人の営みすべてに感謝するのが、実は「いただきます」なのです。

「ごちそうさま」もまた、食事を準備してくれた人だけでなく、食材が食卓に並べられるまでを支えてくれた方々すべてに感謝を伝える言葉です。

日本人にとっては、「いただきます」も「ごちそうさま」も、子どもの頃に親に教えられた素晴らしい習慣です。ぜひ、「いただきます」と「ごちそうさま」を忘れないようにしましょう。

1日3食が基本だとすると、「いただきます」と「ごちそうさま」だけで、なんと1日6回も感謝の言葉を口にすることができます。

実は、「いただきます」と「ごちそうさま」の時間は、ちょっとした工夫で瞑想の時間にもなります。

「いただきます」と「ごちそうさま」と言うときに、5秒でも10秒でもかまいませんので、ぜひ両手を合わせてみてください。そして、右手で左手を、左手で右手を感じてみてください。きっと、心が落ち着き、感覚を取り戻すスイッチを入れることができると思います。

「月曜瞑想」で開いた感覚を長く持続させるためにも、実はこういった日々の細やかなスイッチは大切になります。ぜひ毎日の食事のときに取り入れてみてください。

1日1つ美しいものを見つけるたびに、あなたの心と感覚はきれいになる

私が、積極的に身近な幸せを感じ取るための習慣としておすすめしているもう1つの方法は、「美しさ」を見つけることです。

感謝しているときと同じように、何かを美しいと思って見ているときに、イライラしたり、ムカついたりすることはないと思います。

しかも、美しいものも、自ら見つけにいくことができます。

毎日、美しいものを1つ発見する、という習慣をつけてみる、というのはどうでしょうか？

美しいものを見つければ見つけるほど、幸せな気持ちになれます。

自然の多いところや美術館、博物館などにわざわざ足を運ばなくても、ふだんの生活の中でも、美しいものはいくらでも発見できます。

例えば、部屋の中で探してみましょう。

いつも使っている茶碗やお皿、箸などの食器類はどうでしょうか。デスクの上にあるペンやノート、タブレットなどの文具類はどうでしょう。じっと改めて眺めてみると、機能性が考慮されたユニークなフォルムや、味のある色合いなど「美しいなあ」と感じるものがきっとあるのではないかと思います。

もちろん、美しいと感じるかどうかは人それぞれなので、無理に「美しい」と感じる必要はありません。ただ、「月曜瞑想」で再起動され、心の状態が整い、感覚が開いてくると、昨日は何とも感じなかったものが、今日は美しく感じるということも起こりえます。

外に出ると、美しいもの探しの対象は、格段に広がります。

空を眺めてみてください。

今日の雲はどんな形をしていますか？　青いキャンバスにひと筆描きされたような雲ですか、それとも、もくもくと天上に向かっている雲ですか。

雲の形に美しさを感じることもあれば、雲が流れている様子を美しく感じることもあるでしょう。


それでは、足元を見てみましょうか。

いつも歩いている道に、どのくらいの種類の草花があるのか考えてみたことはありますか？

道路の脇にひっそりと咲いている小さな花もあります。また、色鮮やかな花ばかりではなく、葉っぱの葉脈部分もよくよく見ると美しいなあと感じるものもあります。

しかも、そういった草花たちは、春夏秋冬で表情を変えたり、あるいは、違う種類のものに入れ替わったり、私たちの目を楽しませてくれます。

「自分の内側を見れば見るほど、煩悩《ぼんのう》まみれで美しい人間でないと思えてきました。私は変わることができますか？」
と、相談を受けることがたびたびあります。

私を含めてですが、自分の胸に手を当ててみると、誰にでもやましいことや後悔することというのは、少なからず1つや2つ、きっとあることでしょう。世の中に、真の意味での清廉潔白《せいれんけっぱく》な人を探すほうが大変かと思います。

そのような相談を受けたとき、私は
「今日、帰るときに、美しいものを1つ探してみてください」
と、アドバイスするようにしています。

何かを見てきれいだなと思えたら、きれいなものを見つける心があるということ。

例えば、雲を見てきれいだなと思えたら、そう思える自分がいるということです。美しいものを感じ取れる感覚が、きちんと機能しているということです。

こういった悩みをお持ちの方で多いのは、気持ちが何かの拍子にネガティブに傾くと、よく使う回路はつながりやすくなるという脳の性質に引きずられ、いっそうネガティブな情報ばかりがインプットされてしまい、さらに気分が落ち込んでしまっているというケースです。

いわば、幸せを感じ取る感覚を閉じてしまっている状態です。

そんなときこそ、「月曜瞑想」で心の状態を整え、幸せをキャッチする感覚を取り戻し、感謝と美しさを外に見つけるという課題を自分に課してみましょう。きっと思っているほど、自分は悪しき存在ではないはずです。

自分から見つけにいかないと身近な幸せに気づけない

「主体性が足りないとよくいわれるのですが、主体的に生きるにはどうしたらいいのでしょうか」

そんな相談を受けることも多くなりました。

主体的に生きる。

みなさんは、どんなイメージをお持ちですか？

もしかすると、主体的に生きるとは、自己をしっかりと持ち、自らの目標を掲げ、その達成を目指して懸命に生き抜くといったような、すごい生き方をイメージされていませんか。相談に来られる方のほとんどは、そういう思い込みをされています。

そんなときに、私はこう答えています。

「あなたの持っている感覚を少し開いて、まわりにあるものを感じる、まずはそこから始めましょう」

主体的に生きるとは、自分の感覚で感じることを大切にしながら生きるということではないでしょうか。それだけで、見える世界が変わり、十分に心が豊かになっていきます。

例えば、感覚を開いてまわりを感じようとすると、桜だけでも1年楽しめますし、心が豊かになります。

桜が開花する頃になると、開花を告げるニュースが大々的に流れて、みんなワクワクしてきますが、私は、つぼみもまだ見えない冬の頃から桜を楽しんでいます。

みなさんは、冬の桜の木をじっくり見たことがあるでしょうか？　花が散ってしまった後の桜の木を、関心を持って見ることはほとんどないかもしれませんね。

冬になると葉もすっかり落ちてしまって寂しく映りますが、幹に目を向けると、少しずつグレーになっていっているのがわかります。私の想像ですが、春にきれいな花を咲かせるために、エネルギーを蓄えているのだと思います。

枝に目を向けると、夏にできた花芽が来年の春のために静かに休んでいます。

そして、2月の後半になると、少しずつつぼみがふくらみ始めます。ここから開花するまでのことは、よくテレビなどで伝えられている通りです。つぼみを定点観測すると、1日1日少しずつ変化していくのがよくわかります。

これは、なにも特別なことをしているわけではなく、ごく身近なところにある幸せを、自分の感覚を開いて積極的に取りにいったというお話です。

自分の感覚を使って感じようとするか、しないか。

それだけの違いで、幸せになれるかどうかが分かれてきます。

桜に限らず、みなさんの身近なところにも心を豊かにしてくれるものは、きっとあるはずです。

ぜひ、積極的に感じ、見つけてみてください。

それが、主体的に生きる一歩目になります。

悩み相談に来られた方に私がしていること

私のところに相談に来られる方は、仕事のことや人間関係、恋愛など、さまざまな悩みを抱えています。きっと、この本を読んでくださっているみなさんも同じようなお悩みを抱えているかもしれませんね。

そういう相談を受けたときに、私がどういうことをお話ししているか、少しご紹介いたしましょう。

私が最初に相談者さんに尋ねるのは、

「すごくいい状態のときを100点とすると、今の悪い状態は何点くらいになりますか？」

という質問です。

すると、「20点くらいです」とか、「60点くらいです」といった答えが返ってきます。悪い状態を数値化してもらうことには、2つの目的があります。1つは、数値化することで悩みごとを客観視させて、考えやすくすることです。

相談される方は、「とっても悩んでいる」「すごく悩んでいる」「めっちゃ悩んでいる」など、悩んでいるレベルを「とっても」「すごく」「めっちゃ」などと副詞をつけて表現しますが、実際のところ、ざっくりした感覚にすぎません。

しかし、点数をつけるとなると、悩んでいる状態がいい状態のときと比べて20点なのか、40点なのか、60点なのか、客観的に評価することになります。改めて悩みごとを眺めてみる。これが、心がラクになる最初の一歩になります。

まれなケースですが、この段階で、思ったより点数が悪くなくて、悩みが消える方もいらっしゃいます。

数値化するもう1つの目的は、あることをした後に、もう一度点数をつけてもらうためです。

それでは、現状の悪い状態を数値化した後の続きをお話ししましょう。

点数をつけてもらった後は、相談者さんに具体的な悩みごとをお聞きします。

すると、例えば、こんな悩みごとを話されます。

「課長から重要なクライアントの企画書を頼まれていたのですが、先日大きな契約をいただいたクライアントなのに、企画書の中で社名を間違えてしまいまして……、それから課長の顔をまともに見ることもできず、クライアントに叱責された課長もイライラがおさまらなくて、会社を辞めたほうがいいのか悩んでいます」

それを聞いた私は、

「企画書で大切なクライアントの名前を間違われて、課長さんのイライラがおさまらないと感じているのですね」

といったように、相談者さんが話されたことを要約して確認しながら、丁寧に話を聞いていきます。

「一昨年から今回の留学ために お金を貯めてきたし、会社の仕事も迷惑がかからないように整理してきたし、語学の勉強も進めてきたのですが、直前になって親に留学を猛反対されて。今さら行ってどうするの？　心配するのはわかるのですが、親を説得することもできず、どうしたらいいのか困っています」

こんな相談を受けたときは、

「一昨年から留学の準備をされてきて、直前に、親に猛反対されて、どうしたらいいのか困っているのですね」

と、やはり相談者さんが話された内容を要約しながら、話を聞いていきます。

こうしたやりとりを何度か繰り返して、相談者さんが悩みごとを話し尽くしたと感じたところで、

「さて、お庭でも見ましょうか」

と外に出ます。

そこで、ふたりで庭を眺めながら、

「気になるものは何かありますか？」

と尋ねますと、相談者さんは、

「あの木がきれいですね」

「あの花の色は鮮やかですね」

「あの石は独特な形をしていますね」

などと、庭の中に気になるものを見つけていきます。

そのときに
「庭にいる今の気分はどうですか?」
と尋ねると、だいたいの方は
「すごくいい気分です。こういう環境だったら悩みも晴れるんでしょうね」
と答えます。

しばらく庭を眺めたら部屋に戻って、お茶を飲みながら話を続けます。

「今淹れたお茶は、京都の和束町《わづか》で江戸時代から続けられている農家さんの宇治茶をわけてもらったものです。今日は摘みたての新茶を淹れてみたのですが、飲んでみていかがですか?」

と尋ねますと、

「おいしいですね。こういう時間は大切ですね」

と答えます。


そこで私は相談者さんに尋ねます。

「それでは、今の気分に点数をつけると何点になりますか？」

「80点です」

ここで出てくる相談者さんの点数は、ほぼ確実に最初の点数よりよくなります。お寺に来たときより、心の状態がよくなったということです。


私がした「あること」とは、相談者さんのお話を伺って、聞き終わったら一緒に庭に出て、部屋に戻って一緒にお茶を飲んだだけです。奇跡を起こしたわけでもなく、何か不思議な魔法をかけたわけでもありません。

それでも相談者さんは、来たときよりも、すごく穏やかな表情になっています。

「今」という時間が短くなると、悩みはどんどん小さくなる

私が何をしたのかといいますと、相談者さんの「今」という時間を縮めただけです。

少し難しいでしょうか……。わかりやすく説明いたしましょう。

「今」というのは、「この瞬間」のことである、とみなさん思われると思います。
しかし、私が最初に相談者さんに「今の状態は何点ですか?」とお尋ねしたとき、相談者さんの頭にあった「今」は、この瞬間だけでなく、もっと長い時間だったのです。

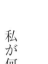

おそらく、悪い状態になってからの時間、そしてこれからも続く悪い状態の時間をひとまとめにして、それが数週間なのか、数カ月なのか、数年なのかはわかりませんが、「今」ととらえて点数にしていたと推測されます。

このように、「うまくいっていない」と感じている人は、多くの場合、「今」が長くなります。

3カ月前からずっと「今」ですし、1カ月後も、1年後も、悩みが深い方は数年後も「今」だと感じています。

心が重くなるのは、これから先どうなるかなんてわからないのに、悩みごとが明日も、明後日も、ずっと続くものだと思っているからなのです。

一方、庭を見て戻ってきて、お茶を飲みながら点数をつけたときの「今」はどうでしょうか。

そのときの「今」は、お茶を飲んでいる瞬間になります。

「おいしいですね」と言っているのですから、心の状態が悪いわけはありません。自ずと点数はよくなります。

本当の心がある「今」に戻ると、悩みは一瞬にして消えます。

なぜなら、悩んでいるのは「今」ではないからです。

「今」という時間を縮めるとは、そういうことです。

もちろん、心にダメージを与えて続けてきた悩みごとが、頭の中からすぐに消えるということはありません。

しばらくすると、どうしてもまた浮かんできてしまいます。

そうしたら、また「今」に戻してください。

そして、感覚を開いて、まわりにある幸せを感じ取るのです。

音でもいいですし、香りでもいいですし、何かを見るのでもいいでしょう。きれいな音を聞いたり、すてきな匂いを嗅いだり、美しいものを見たりすると、その瞬間、また悩みごとは頭から消えていきます。

「今」が3カ月なら、1カ月に、1週間に、1日に、そして、午前中に、1時間に、1分にと徐々に小さくしていく。

「月曜瞑想」で、手や呼吸に意識を向けるのも、その練習です。瞑想しているときに、何か頭に浮かんできても、手や呼吸に意識を向けると、その瞬間は頭に浮かんでいたものが消えたと思います。

「月曜瞑想」は、「悩み」で長くなりがちな「今」を縮める練習でもあり、繰り返し続けることで、どんどん「悩み」を小さくしてくれるのです。

脳は不安を探し出すと止まらなくなる

「将来に希望が持てず、不安な気持ちになるのは私だけでしょうか？」

そんな相談を受けることもあります。

漠然とした不安感や焦燥感。新型コロナウィルスの感染拡大を受けて、世の中が大きく変わりゆく今、誰しもが、大なり小なり不安を抱えていることと思います。

先ほどもご紹介いたしましたが、ある神経科学者の方に聞いたところによると、そもそも人間の脳は、不安を持つようにできているそうです。

今ではそのメカニズムが脳科学の分野で明らかにされてきていますが、何かに恐れながら生きているのが人間なのです。それは人間として生きていくうえでの縛りなのかもしれません。

ですが、何かを恐れる力があったからこそ、未然に危険を察知して、生き抜くことができてきたともいえます。

原始時代の頃に人間が持っていた不安は、生存に直結したものでした。不安があったからこそ、言葉が生まれ、集団で生活するようになり、自分たちを守るための武器をつくるようになったのだと思います。

そんな大昔と比べると、今の私たちは、特に日本で生活している人は、生存を脅かされるようなことはほとんどないと思います。

なのに、不安になる。

そして、その不安があることで生きるのが苦しくなる人がいます。

それも、先ほどの悩みごとと同じように、「今」を長くしているからなのです。

不安とは危機を察知する能力のようなものですが、その危機を勝手に想像しているところがあります。

喜んでもらえると思って選んだ贈り物だけど、そもそも受け取ってもらえなかったらどうしようとか、明日のプレゼンに失敗したら契約も取れないし、もしかすると会社にいられなくなるかもしれないとか……。

これは、頭の中でつくったシナリオにすぎません。

そのシナリオに心が乱されて不安になっているだけなのです。

こういうときも、「今」に戻るようにしましょう。

「今」に戻って幸せを感じれば、不安はどんどん小さくなります。

仏教に「安心」という言葉があります。

読み方は、「あんしん」ではなく、濁音をつけて「あんじん」です。

「あんしん」と「あんじん」の違いは、「あんじん」は人から与えられるものではなく、自分の中にあるもので、自分で気づくものです。

「月曜瞑想」で感覚を開いて、幸せを感じることは、「あんじん」を手にする1つの方法でもあります。

瞑想は、もっとラクに生きるためのメソッド

瞑想すると、どんないいことがありますか？

よく質問されることですが、返答に少し困ってしまいます。というのも、瞑想したから仕事がうまくいくとか、健康になるとか、友達が増えるとか、直接結果につながるわけではないからです。

筋力トレーニングをしたら筋肉がついた、○○○ダイエット法をしたら痩せたなど

といった目に見える結果がすぐに表れるわけでもありません。

とはいえ、小さな幸せに気づいたり、感じとることができるようになるのですから、結果的に、物事の進め方がスムーズになったり、仕事のパフォーマンスが上がったり、人間関係がよくなったり、心の状態がよくなることはあります。

少なくとも、「月曜瞑想」を始めることで、それまでの自分よりおだやかで幸せを感じる充実した時間が増えるのは間違いありません。

「月曜瞑想」は、自分が自分らしく幸せになるための準備を整えること。

そうとらえるのが、いちばんいいかもしれません。

「月曜瞑想」の第一目的は、月曜日の朝に心を再起動すること。感覚を取り戻すこと。そして、最終目標は、自分の心を外から眺められるようになることです。

「月曜瞑想」は週に1回自らを適度に鼓舞し、チャンスをつかみ取るために心を整えるトレーニングといえるでしょうか。

結果として、あなたの成長と夢をかなえる一助となることでしょう。そして、あなたの感じる幸せが増え、幸せのサイクルが回り始め、充実した人生が送れるようになる。そんなイメージを持ってもよいかもしれません。

第3章

「生活瞑想」をプラスして心と頭を常に整える

いつでもどこでもつくれる「瞑想の時間」

1週間の始まりに心を再起動するのが「月曜瞑想」です。

前の週にあった嫌なことやストレスで、乱れたり鈍くなったりしている感覚を、自分の体を感じることで整えて、取り戻します。

「月曜瞑想」で心を再起動させたとしても、いつもの日常が始まると、どうしてもイライラしたり、怒りたくなったり、悲しくなったりすることはあるものです。心の負荷が大きくて、「月曜瞑想」で開いた感覚が1週間続かないこともあります。

場合によっては、怒りの感情や悩みにとらわれてしまうこともあるでしょう。

そのたびに、開いていた感覚も少しずつ鈍くなっていきます。

そんなときに、ぜひ試していただきたいのが「生活瞑想」です。
「月曜瞑想」の習慣にプラスしていただければと思います。

実は、幸せをキャッチする感覚は、ふだんの生活の中でも微調整が可能です。
私は、それを「生活瞑想」と呼び、ライフスタイルに積極的に取り入れています。

毎週月曜日の朝に心を再起動しても、日常が始まると、どうしても心が振り回されることはあるものです。そのたびに、せっかく開いていた感覚が少しずつ閉じるようになります。

ですから、日々生活を送る中で、ちょこちょこと感覚を整える習慣をつけることは、大変好ましいことなのです。

実は、毎日坐禅をしている僧侶でさえ、ふだんの生活の中で瞑想する時間をつくっている人も少なくありません。そうすることで、ベストな心と感覚の状態をキープしているのです。

当院の坐禅体験に定期的に参加される方がいらっしゃるのですが、「どうしても数日すると、またいつもの私に戻ってしまうことがあるのです……」と相談されることがあります。そういうときにも、私は、「ふだんの生活の中に瞑想の時間をつくりましょう」とアドバイスをしています。

では、どのような方法があるのか。

私自身が行っているのは、例えば、お茶を入れるとき、料理をしているとき、掃除をしているときなど、いわゆる「家事」をしているときです。それを私は、「家事瞑想」と読んでいます。

ほかにも、散歩や身支度のときなどにできるものもあります。これから詳しくご紹介いたします。

生活習慣にひと手間加えて「生活瞑想」

「生活瞑想」は、「月曜瞑想」で再起動して整えた感覚を、ふだんの生活の中で維持し微調整するメソッドです。

いくつか具体的な方法をご紹介しますが、その通りに行ってもよいですし、みなさんのやりやすいようにアレンジして行っていただいてもかまいません。

「生活瞑想」のポイントは2つ。

1つは、五感を使うことです。

聞く、嗅ぐ、触る、見るなど、どの感覚を使うものでもかまいません。

もう1つは、動作を難しくすることはありませんが、プロセスを楽しむところがあると長く続けられます。

例えば、このあとに紹介する「お茶瞑想」は、ティーバッグにお湯を注げば簡単に飲めるお茶を、あえて急須を使って丁寧に入れます。また「食べる瞑想」は、ご飯を口に運んだらすぐに噛《か》みたくなるところを、あえて30秒待ちます。

このように、生活習慣をひと工夫して、いつもの時間を瞑想の時間にするのです。

私たちの生活は、どんどん便利で、心地よく、快適なものになってきています。世にある生活道具のヒット商品の多くは、忙しい毎日をラクにしてくれる「時短」を実現したもの。

私たちの生活が便利で快適になるのは素晴らしいことなのですが、すべてが1つのボタンで操作できるようになったり、あるいは音声でコントロールできるようになると、私たちの五感は鈍ってしまいます。

そこで、あえて、時間をかける。

そうすることで、感覚が研ぎ澄まされていくのです。


これからご紹介する「生活瞑想」は、ふだんの生活の中で、いつもしていることにひと手間加えて、瞑想の時間に変えてしまおう、というものです。

毎日忙しく過ごしている方も、なにかのついでに、あるいは、休憩がてらに、やってみてもらえるとよいかと思います。ぜひ試してみていただければと思います。


「生活瞑想」には、「月曜瞑想」のように月曜の朝という時間の縛りはありません。

「ちょっと感覚がくるってきたかな？」「心がざわついてきたかな」など感じたときに気軽に試してみてください。

「月曜瞑想」と「生活瞑想」でデジタルデトックス

「月曜瞑想」に加えて、「生活瞑想」が習慣になると、自動的にデジタルデトックスの時間にもなります。

デジタルデトックスとは、一定時間スマホやパソコンなどのデジタルデバイスから離れることでストレスや疲労を軽減しようというものです。

みなさんの中にも、スマホやタブレットが手離せない方は多いと思います。また、1日中、仕事でパソコンとにらめっこしている方もいるでしょう。テレワークが日常的になり、打ち合わせもオンラインで行われるようになって、その頻度はさらに増えているかもしれませんね。

みなさんもスマホにはずいぶんお世話になっていると思いますが、デジタルデバイスの過剰使用が健康に害をもたらすことは少しずつわかってきています。睡眠の質を低下させたり、眼精疲労と視力の低下につながったり、片頭痛を増加させるといわれています。

また、10代の若者に限ると、注意欠陥多動性障害（ＡＤＨＤ）の症状を発症する可能性が2倍以上になったという報告もあります。

デジタルデバイスから離れましょうといっても、手離せない生活がふつうになっている人たちには難しいと思います。

だからこそ、強制的にスマホやパソコンなどから離れられる瞑想の時間が有効なのです。毎週月曜日の朝の約5分に加えて、いつでもできる「生活瞑想」の時間は、大切なデジタルデトックスの時間。

一定時間デジタルデバイスから離れるだけでなく、デジタルデバイスによって鈍った五感をよみがえらせてくれる時間になります。

いつもの時間が瞑想の時間になる「家事瞑想」

それでは、ふだんの生活に瞑想の時間をつくる「生活瞑想」の具体的なアイデアをご紹介しましょう。

最初に紹介するのは、「家事瞑想」です。

「家事瞑想」は、どんどん便利で簡単になってきている家事を、あえて時間をかけて行うことで瞑想の時間にする方法です。

お茶を入れる、コーヒーを入れる、野菜を切る、食器を拭く、掃除する、宅配便を開封するなど、どれも手間をかけないための便利道具はあります。利用されている方も多いのではないでしょうか。

でも、そんな道具を使わずに、あえて時間をかけてみるのです。

家事瞑想❶

急須でお茶を入れる「お茶瞑想」

「お茶瞑想」は、ティーバッグや粉末を入れた湯のみにお湯を注ぐと簡単に入れられるお茶を、あえて急須を使って入れる瞑想です。

用意するものは、以下になります。

・急須（ガラス製の急須だと茶葉が開いていくところも楽しめます）
・茶葉
・湯のみ

①やかんでお湯を沸かします

しっかり沸騰するまで沸かしてください。沸騰するまでの間、やかんに耳を傾けていると、沸騰する直前から水の音が変わるのがわかります。

②沸騰したお湯を人数分の湯のみに注ぎ入れます

湯のみに入るお湯の音を聞きながら、入っていく量を目で確認しながら7～8分目まで入れます。

③急須に、人数分の茶葉を入れます

茶筒を開けると、緑色の茶葉の香りがしてきます。茶さじで1人分の茶葉をすくい取り、急須に入れる。人数分、同じ動作を繰り返しましょう。

④湯のみに入れたお湯の温度を確認します

煎茶、抹茶、玉露など茶葉の種類で適した温度が変わります。湯のみに触れて温度を確認しましょう。湯のみに入れたお湯の冷め方は、湯のみの種類、部屋の温度、季節でも変わってきます。

⑤冷ましたお湯を急須に注ぎます

湯のみを1つひとつ手に取り、茶葉の入った急須に注ぎ入れます。茶葉はお湯が注がれると色が変わり、少しずつ広がり始めます。

⑥冷ましたお湯をすべて注ぎ入れたら、急須にフタをして1分待ちます

目を閉じて香りに集中するのもいいでしょうし、急須の柄を眺めるのもいいかもしれません。ガラス製の急須なら、茶葉が広がっていく様子を眺めることもできます。

⑦お茶を湯のみに注ぎ入れます

急須の持ち手を軽く握り、一気に入れるのではなく、数回に分けて入れましょう。複数の場合は、均等に注ぎ分けます。

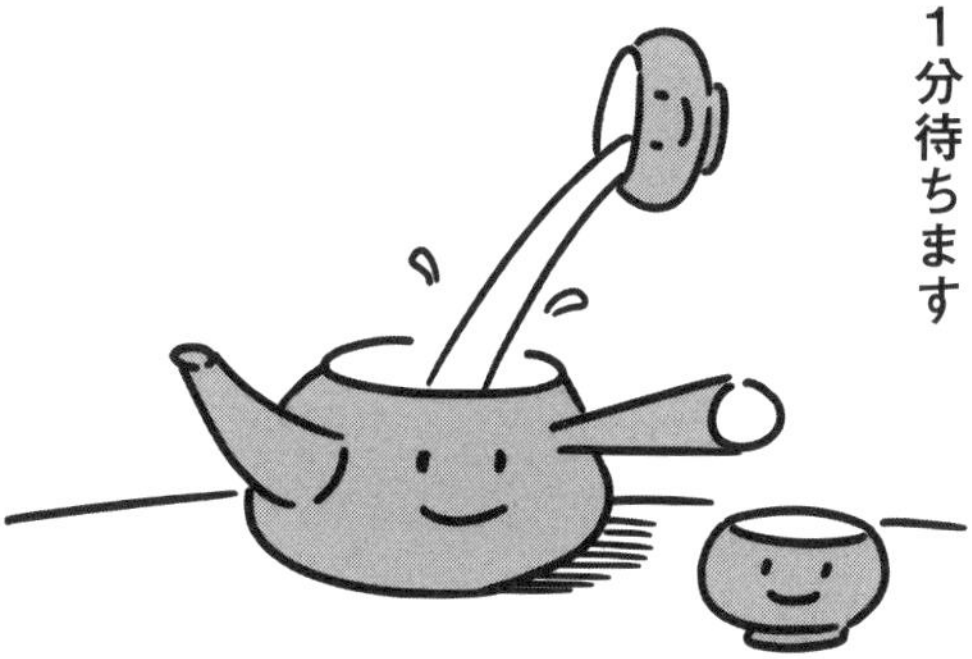

⑧ようやく一杯と向き合えます

お湯が沸いてから約5分の「お茶瞑想」を繰り返していると、そのときの茶葉の量、お湯の温度のちょっとした違いで味や香りが違うことに気づけるようになります。

家事瞑想❷

豆を挽いてコーヒーを入れる「コーヒー瞑想」

コーヒーは、コーヒーメーカーを使えばボタン1つで簡単に出来上がります。インスタントコーヒーなら、コーヒーカップに粉末状になったコーヒー豆を入れてお湯を注ぐだけですぐに飲めます。

「コーヒー瞑想」は、コーヒー豆を挽《ひ》くところから始まります。

用意するものは、以下になります。

・コーヒー豆
・手挽きのコーヒーミル（豆を挽く道具）
・ドリップコーヒーの道具（ペーパーフィルター、ドリッパー、サーバー）

①コーヒー豆を挽きます

人数分のコーヒー豆をコーヒーミルに入れ、ハンドルを握って回し、ゆっくり豆を挽いていきます。ゴリゴリという音、ハンドルを握る手に伝わる豆が砕かれていく感覚、広がるコーヒーの香り。これだけで五感がたっぷり刺激されます。

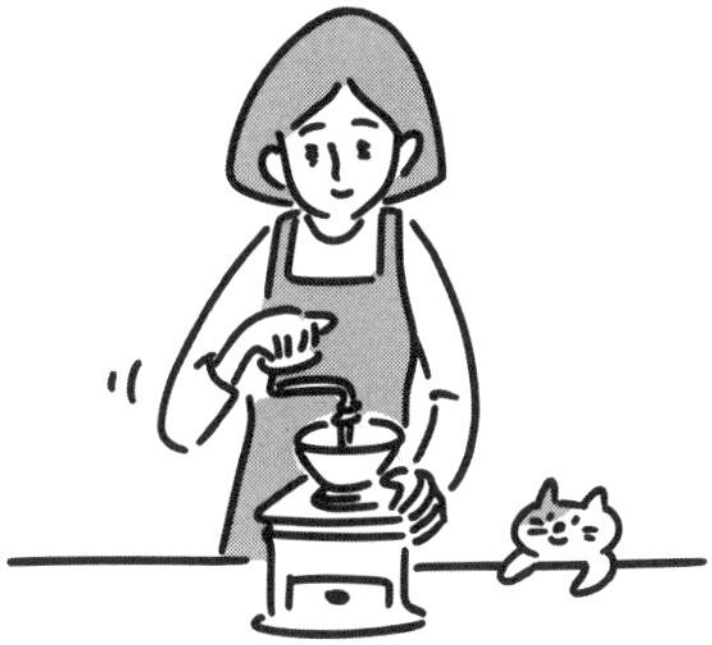

②コーヒー豆をセットします

ドリッパーにペーパーフィルターをセットし、挽いて粉になったコーヒーを入れて平らにしたら、やかんでお湯を沸かします。沸騰したら、少しだけ温度が下がるのを待ちましょう。

③コーヒーを抽出します

ドリッパーにサーバーをセットしたら、まず、蒸らし。フィルターの中心部分から外側に向かって「の」の字を描くイメージで、コーヒー粉が浸るくらいまでお湯を注ぎます。ここから30秒、粉がふっくらふくらみ、サーバーにポタポタとコーヒーが落ちるのを観察しながら待ちましょう。

粉がふくらみ終わって平らになりかけたら、ここから3～4回に分けてお湯を注ぎます。やかんを握る手に集中し、同じペース、同じ分量で注ぐようにしましょう。

④サーバーからコーヒーカップに注いだら、ようやく一杯と向き合えます

蒸らしから抽出が終わるまで約3分、コーヒーミルでコーヒー豆を挽くところから含めると約7～8分の「コーヒー瞑想」。繰り返していると、豆の量、蒸らしの時間、お湯を注ぐタイミングと回数などで味が変わることに気づけます。

家事瞑想❸

ゆっくり野菜を千切りにする「千切り瞑想」

まな板と包丁を使って野菜を千切りにするのが「千切り瞑想」です。

刻む、する、混ぜる、スライスする、おろすなど、容器に食材を入れるだけで手を汚さなくても思いのままに調理してくれるフードプロセッサーはとにかく便利ですが、たまにはお休みしてもらって、食材ひとつだけでもいいので、自分の手を使ってカットしてみてはいかがでしょうか。

用意するものは、以下になります。

・まな板

・包丁

・千切りにする野菜（にんじん、きゅうり、キャベツなど）

①４分の３くらいまでふつうに千切りにします

まな板の上に洗った野菜を置いたら、端から4分の3くらいまで、包丁でふつうのリズムで千切りにしていきます。

②残り４分の１をゆっくり千切りにします

残り4分の1の野菜を、包丁でゆっくり千切りにしていきます。野菜に触れている手の感覚、包丁を握る感覚、包丁が野菜を切る音、まな板をたたく音に耳を傾けながら、最後まできれいに千切りにしましょう。

家事瞑想❹

最後の食器だけを布巾で拭きあげる「食器拭き瞑想」

卓上タイプであれ、ビルトインタイプであれ、いまやキッチンに当たり前にようにある食洗器。手洗いするより汚れが落ち、セットするだけ乾燥までしてくれる、家事をラクにしてくれるとても便利なキッチンツールですが、食器を手洗いして、布巾で拭きあげるだけで、自分本来の感覚がどんどん開いていきます。

すべての食器を布巾で拭きあげるのはたいへんなので、お皿、グラス、お茶碗などどれでもいいので、1つだけ食洗器にかけず、手洗いしてから、布巾を使って丁寧に拭きあげます。一度拭いただけでは、水滴を完全には拭き取れません。食器から水滴がなくなるまで何度も拭きましょう。拭いているときに、食器の形状や模様の美しさを発見することもあります。

家事瞑想❺

雑巾を使って床を掃除する「お掃除瞑想」

雑巾を使って床をきれいに磨きあげる「お掃除瞑想」。スタンドタイプのワイパーでひと拭きしたり、ロボット掃除機に任せたりするより手間も時間もかかりますが、簡単に済ませられるお掃除の時間をひと工夫することで、いつもの掃除の時間が瞑想の時間になります。

雑巾がけを瞑想の時間にするポイントは、床をピカピカにしようと思わないことです。きれいにすることが目的になると、雑巾がけを評価することになるからです。汚れが残っていたり、うまくきれいになっていなかったりすると、残念な気持ちになってしまいます。

私がしていることは、磨いた床から何が見えるか。

磨いた床の木目を眺めていると、人の顔に見えることもあれば、何かの景色に見えることもあります。


今日は何が見えるかな。

それが楽しくて、「お掃除瞑想」をしています。


おかげで、すっかり私は、掃除大好き人間になりました。昔は本当に掃除が嫌いで、学生の頃は、自分の部屋は散らかし放題。それが、今では、毎朝雑巾がけをしないと気持ち悪いくらいです。

潔癖症になったというわけではなく、掃除している時間が楽しいからです。そんな時間をつくらないのはもったいないと思っているのです。しかも、感覚を研ぎ澄ましてくれる瞑想の時間にもなるのです。

家事瞑想❻

2枚の雑巾で窓を拭く「窓拭き瞑想」

窓拭きは、ガラスがピカピカになる洗剤や、拭き後が残らないような便利グッズが開発されていますが、あえて私は、水と雑巾を2枚使って窓拭きをしています。それが、「窓拭き瞑想」です。

用意するものは、以下になります。

・水
・タオル地の雑巾
・日本手ぬぐいの雑巾

①タオル地の雑巾を水でぬらして窓を拭きます

ゆっくりと一定のリズムで、中心から円を描くように拭いていきます。

②日本手ぬぐいの雑巾で、水滴がなくなるまで拭きます

日本手ぬぐいが窓についている水滴を吸い込んでいくところを眺めながら、最後のしずくがなくなるまで丁寧に拭いていきましょう。

何度も「窓拭き瞑想」を繰り返していると、窓を拭いているときの姿勢や肩の動き、呼吸の乱れにも気づけるようになります。

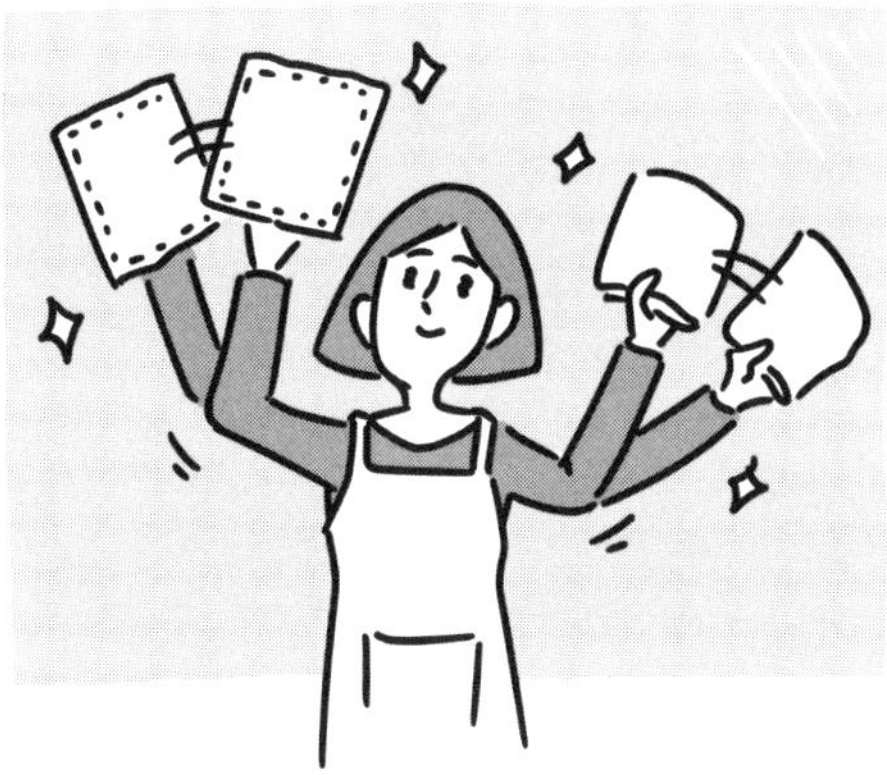

家事瞑想❼

宅配便の荷物を丁寧に開封し片づける「開封瞑想」

あなたは、宅配便で届いた荷物を丁寧に開封するタイプですか、それとも箱の中を早く見たくて雑に開けてしまうタイプですか。面倒で、つい力まかせに開けて、段ボールをビリビリに裂いてしまうという方もいるかもしれませんね。

実は、荷物を丁寧に開封することでも瞑想の時間になります。

例えば、段ボール箱がガムテープで止められている宅配便が届いたときは、

①箱の表側のガムテープをはがします

箱を閉じているガムテープは、乱暴にはがさず、段ボールからテープがはがれる音に耳を傾けながら、端からきれいにはがしていきます。

②中身を取り出したら、箱の裏側のテープをはがします

箱を開けて、中身を取り出したら、箱の裏側のテープも同じように端から丁寧にはがします。

③箱をたたみます

表側も裏側もガムテープをはがしたら、最後に段ボールをきれいにたたみます。

ミシン目がついた箱の場合は、ミシン目に沿ってきれいに開封しましょう。手の感覚に意識を向けて丁寧に引っ張ると、段ボールの裂ける音が心地よく聞こえてきます。

お出かけ前が瞑想の時間になる「身支度瞑想」

次に紹介するのは、「身支度瞑想」です。
「身支度瞑想」とは、いつもはバタバタしているお出かけ前を、瞑想の時間にする方法です。

例えば、顔を洗う、手を洗う、歯を磨く、靴ひもを締めるなどは、お出かけ前に毎回行っていることだと思います。ササッと済ませたいところですが、あえて時間をかけてみる。

もちろん、そのためにいつもより少し早めに始動する必要がありますが、早めた分だけ心を整えて外出することができます。感覚を開いて外に出ると、幸せをキャッチできるチャンスも多くなります。

身支度瞑想❶ 洗顔料を泡立てる「洗顔瞑想」

顔を洗う、歯を磨くなどのように、毎日行っている時間を瞑想の時間にすると、習慣になりやすくなります。

おすすめの1つは、洗顔料を泡立てる「洗顔瞑想」です。

洗顔は、毎日のルーティンの1つだと思います。洗顔料を泡立てネットなどのグッズを使ってモコモコの泡にしている方も多いかと思いますが、あえて、手だけで泡をつくりましょう。

①手を洗います

手に油分や汚れがついていると泡が立ちづらくなるので、まずは石けんか手洗い用の洗剤を使って手を洗いましょう。

②手のひらで泡を立てます

洗顔料の場合は適量を手のひらにとり、石けんの場合は手のひら全体で転がしながら、モコモコの泡の素をつくりましょう。

③モコモコの泡をつくります

片方の手にくぼみをつくり、つくった泡をのせ、水を少し加えて、もう片方の手の指で表面をなでるように泡を立てます。手のひらに泡がのる感覚や指先で泡をなでる感覚を感じなら、モコモコになるまで3、4回繰り返します。

モコモコ泡をつくるだけでも瞑想の時間になりますが、時間に余裕があるときは、泡や指のはらを感じながら、ふだんより時間をかけて顔を洗いましょう。香りも感じることができるはずです。

身支度瞑想❷

時間をかけて丁寧に手を洗う「手洗い瞑想」

新型コロナの影響で、マスクとともに習慣になったのが手洗いです。アルコール消毒液やジェルを手に取って清潔にするのもいいですが、瞑想の時間にするためにも、時間をかけて丁寧に洗うようにしましょう。

①水で手をぬらします
②石けんを手に取ってぶくぶく泡立てます
③手のひらをあわせてよくこすり合わせて洗います
④手の甲を洗います
⑤指先と爪の間を、手のひらの上でこするようにしながら洗います

⑥手のひらを合わせ、指の間を洗います
⑦親指から1本ずつ握って、クルクル回しながら洗います
⑧手首を洗います
⑨最後に水で石けんを洗い流しましょう

厚生労働省が推奨する手洗い時間は30秒だそうですが、手のひら、手の甲、指先、指の間など、それぞれの感覚を感じながらの手洗いですから、もっと時間をかけて洗ってもいいでしょう。

身支度瞑想❸

10分かけて歯を磨く「歯磨き瞑想」

お出かけ前の準備の時間を瞑想の時間にする方法には、10分かけて歯を磨く「歯磨

き瞑想」もあります。

歯にブラシ部分をあてるだけできれいになる電動歯ブラシは使わず、歯ブラシを手に持って10分かけて磨いていきます。

歯ブラシから伝わってくる歯の形状、歯の並び方、歯ぐきにブラシがあたったときの感覚など、1つひとつ確認しながら丁寧にゆっくり磨きましょう。歯ブラシを持つ手に力を入れるとどんな感覚があるのか、歯ブラシを上下に動かすとどんな感覚があるのかなど、いろいろなことが確認できると思います。

感覚が研ぎ澄まされてくると、口の中だけでなく、腕の角度や姿勢にまで気づけるようになります。

「歯磨き瞑想」は、お出かけ前だけに限らず、食後の時間にゆとりがあるときはいつでもできます。

身支度瞑想❹

ゆっくり靴ひもを締める「靴ひも瞑想」

伸びる靴ひもを使ったタイプ、ノブを回すと靴ひもが締まるタイプなど、靴ひもがあるのに、締めなくても結ばなくても履ける便利な靴が増えてきています。たしかに出かけるときに、玄関で時間をかけたくないですよね。

そこをあえて、時間をかけてゆっくり靴ひもを締めるのが「靴ひも瞑想」です。

①これから履く靴のひもを、左右ともに最下段までゆるめます
②右足、左足どちらからでもかまいませんが、靴に足を入れます
③靴ひもを締めていきます。最下段を両方のひもを握ってぎゅっと締めたら、1つ上に移動して、さらにぎゅっと締める。締めるたびに靴の中の足に、その感覚が伝わります。急がず丁寧に一段一段締め、最後にひもを結びましょう。もう片方

も、同じように締めていきます

手の感覚、足の感覚を確かめながら時間をかけて靴ひもを締めていく「靴ひも瞑想」は、家を出る前に心を整える大切な時間になります。

空き時間を瞑想の時間にする「休憩瞑想」

次に紹介するのは、「休憩瞑想」です。

「休憩瞑想」とは、1日の中でゆっくりできる時間があるときに、その時間を上手に使って瞑想の時間にする方法です。

1日中働きづめで体を休める時間もない、というときは無理することはありませんが、日々忙しく働いていても、昼の休み時間やひと息つくタイミング、あるいは食事のあと、寝る前など、少しゆっくりできる時間があると思います。

そんな時間を利用するのが、「休憩瞑想」です。リラックスできる時間を使って瞑想すると、心が整いやすく、感覚も開きやすくなります。

休憩瞑想❶
モノを1分間眺める「眺める瞑想」

モノをじっと見る。

この行為は、簡単そうで実は難しいものです。「これは本」「これはスマホ」とモノを認知するのは1秒もかかりませんが、15秒以上同じものを見続けなさいといわれると飽きてきます。

テレビコマーシャルが15秒単位なのも、「ＴｉｋＴｏｋ（ティックトック）」の動画が15秒なのも、それが背景にあります。

そこであえて、1分間モノを眺めるのが「眺める瞑想」です。

やり方は簡単です。何でもいいので、ただ1分間モノを眺めるだけです。

私は、この「眺める瞑想」にはまっていた時期がありました。

どの対象物なら1分間耐えられるのかという実験的な要素もありましたが、1日に1個、1分間眺めると決めていました。

やり続けてわかったことは、草花や木などといった自然のものは1分間眺めるのは比較的簡単だということです。逆に人工的なものは、なかなか慣れません。しかし、「眺める瞑想」を繰り返していると、細かいことに

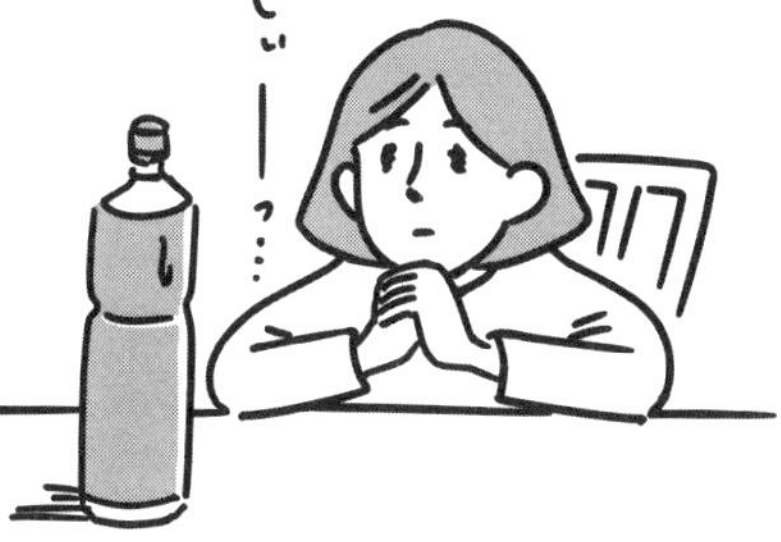

気づけるようになります。

例えば、いつも使っている食器でも、いかに自分が大雑把《おおざっぱ》にとらえていたのかがわかります。じっと眺めていると、くぼみがあったり、左右非対称のデザインになっていたり、曲線が美しく見えたりなど、新しい発見があります。

瓶のフタや缶、それからいつも自分のお尻の下にある座布団など、いつもはじっくり眺めることのないものを見てみるのもおすすめです。よく見ると、1つひとつに個性があるのがわかります。いつも使っているものだとしたら、これまで以上に愛着もわいてきます。

自分がどういうものに美しさを感じるのか、どういうものに心が動かされるのか、逆に、受け付けないのかに気づけるのも「眺める瞑想」です。

1分間同じものを眺め続けようとすると、モノをどこから眺めるといいのか、どこに魅力があるのか、感覚を開いて感じようとします。これが大切なのです。

1分間眺めることができるようになったら、さらに時間を伸ばして3分間眺めることをおすすめします。

3分間になると、いろいろな視点から眺めているだけでは続きません。想像力も必要になってきます。

例えば、先ほどの食器なら、この器はどういう材料でつくられているのだろうか、この器はどこでどんな人がつくったのだろうか、どうしてこういう形をしているのだろうかなどと、想像をめぐらす必要があります。

それは、感覚がどんどん開いていくときでもあります。

休憩瞑想❷

毎日夕陽を眺める「夕陽瞑想」

ルーティンにしてほしい瞑想の時間があります。
それは、夕陽を眺める「夕陽瞑想」です。

どんなに忙しい日でも、そのときだけは手を休めて、夕陽を1分間眺める。幸せをつかむために、美しさを見つけることを習慣にしてください、と話しましたが、夕陽も美しさを感じることができる瞬間です。
しかも、365日、天気さえよければ、夕方に西の空に目を向けると見ることができます。

「夕陽瞑想」は、天気が悪くて夕陽が見えそうにない日でも、夕陽を見るのが難しそうな場所にいるときでも、夕陽を探すようにしましょう。「夕陽瞑想」は、美しさを感じるのもポイントですが、それ以上に、夕方にいっときでも時間をとることに価値があります。

夕方は、何かとバタバタする時間です。何となくイライラしたり、ギスギスしたりしているときもあります。そんな心の状態に間をつくってあげる。

夕陽瞑想が習慣になると、その日、どんなに嫌なことや心が重くなることがあっても、その瞬間だけは「今」に戻ることができます。そして、頭の中から消すことができます。

休憩瞑想❸

体を容器としてイメージする「寝る前瞑想」

「休憩瞑想」の1つとして、寝る前の時間を瞑想の時間にする「寝る前瞑想」も紹介しておきましょう。この瞑想は、私がナビゲーターを務める禅・瞑想アプリ「InTrip」の中でも紹介した瞑想プログラムでもあります。

①ベッドまたは布団の上に仰向けになり、体をラクにします
②目を閉じて、おなかの上に空っぽの大きな桶のような容器をイメージします
③鼻から息をゆっくり吸いながら、おなかの上の容器がどんどん水で満たされていくところをイメージします
④口から息をゆっくり吐きながら、おなかの上の容器から水がどんどんなくなるのをイメージします。10回くらい繰り返しましょう

仰向けになっているときは、胸の動きが制限されるため、意識しなくても腹式呼吸になります。呼吸を繰り返すだけで、副交感神経が優位になってリラックス状態になるのです。

呼吸を10回繰り返さなくても、気持ちよくなったら、そのままお休みください。ネガティブなイメージを残さずに眠れるため、ぐっすり眠れるし、朝の目覚めもよくなるでしょう。

体を動かしながら瞑想する「運動瞑想」

次に紹介するのは、「運動瞑想」です。

「運動瞑想」とは、体を動かしながら行う瞑想です。これまで紹介してきた瞑想とは雰囲気の異なる瞑想ですから、楽しみながらできる瞑想方法でもあります。

体を動かす瞑想ですから、ほかの瞑想以上に、体全体の細かい動きにも意識を向けるようにしましょう。ふだんはほとんど気にしていない関節や筋肉などを感じてみることも、感覚を開いていくエクササイズになります。

紹介する「歩く瞑想」や「指瞑想」は、アレンジしやすい瞑想でもあります。自分のやりやすいようオリジナルな方法を見つけるのもいいかもしれません。

運動瞑想❶

超スローモーションで歩く「歩く瞑想」

日常生活の中での基本動作の1つが、「歩く」。

この歩く動作をひと工夫するだけでも、感覚を開く瞑想になります。「歩く瞑想」

は、私が最も得意としている瞑想でもあります。

「歩く瞑想」も、やり方は簡単です。

超スローモーションで歩くだけです。

はたから見ると止まっているのでは？と思えるくらいのスローな動きで歩くのが理想です。動作がスローになるほど、いろいろなことを感じることができます。

右足をゆっくり上げて、ゆっくり下ろしていく。右足が着地したら、左足をゆっくり上げて下ろしていく。この繰り返し。10歩くらい歩けば、十分な瞑想タイムになります。

ゆっくりとした動作になると、足を上げた状態を維持する時間が長くなるため、姿勢が崩れやすくなります。歩く瞑想に初めてチャレンジするときは、バランスを崩してしまうこともあると思います。

右に傾いているのか、左に傾いているのか、前のめりになっているのか、背中が丸くなっているのかなど、ふだんの歩く姿勢と違っていることに気づくのが、最初の瞑想ポイントです。

「歩く瞑想」を続けていると、骨盤や股関節、背骨の状態、肩や頭の位置など、細かな違いにも気づけるようになります。

超スローモーションの動作に慣れてきたら、呼吸も連動させてみましょう。息を吸いながら足を持ち上げ、吐きながら下ろしていく。呼吸の力で足を持ち上げ、呼吸の力で足を伸ばして下ろしていく感覚を持てるようになるまで頑張ってみましょう。

超スローモーションで歩く動作は、まわりから見るとかなり異質な動きをしているように見えるので、実践するのは室内がいいかもしれません。また、最初の頃はバランスを崩す可能性が高いので、壁に沿って歩くのがいいでしょう。「歩く瞑想」は、足腰に自信のない方は決して無理をしないで下さい。

運動瞑想❷

両手の親指をくるくる回す「指瞑想」

デスクに座っていて、ちょっとした休憩時間にできる瞑想があります。
両手の親指をくるくる回す「指瞑想」です。

①デスクの上に両腕をのせて、軽く手を組みます
②目を閉じて、親指を交互に動かしながらくるくるとゆっくり前に回します
③しばらく回したら、今度は後ろに回します

単純な動作ですが、単調性リズム運動は幸せホルモンであるセロトニンの分泌を促すといわれ、指をくるくる回しているだけで心が穏やかになってきます。

さらに、組んでいる右手と左手に意識を向けると、「月曜瞑想」のようにそれぞれの指を感じることもできます。

運動瞑想❸

つり革を持って半眼になる「電車瞑想」

在宅ワークが通常になって通勤に電車を使うことが減った方もいらっしゃると思いますが、電車に乗っている時間は、絶好の瞑想の時間です。

その方法の1つとして紹介するのが、「電車瞑想」。つり革を持っているときに、数分間、半眼状態になるだけです。スマホを眺めていたり、ゲームをしていたりする時間を、少しの間だけ瞑想の時間

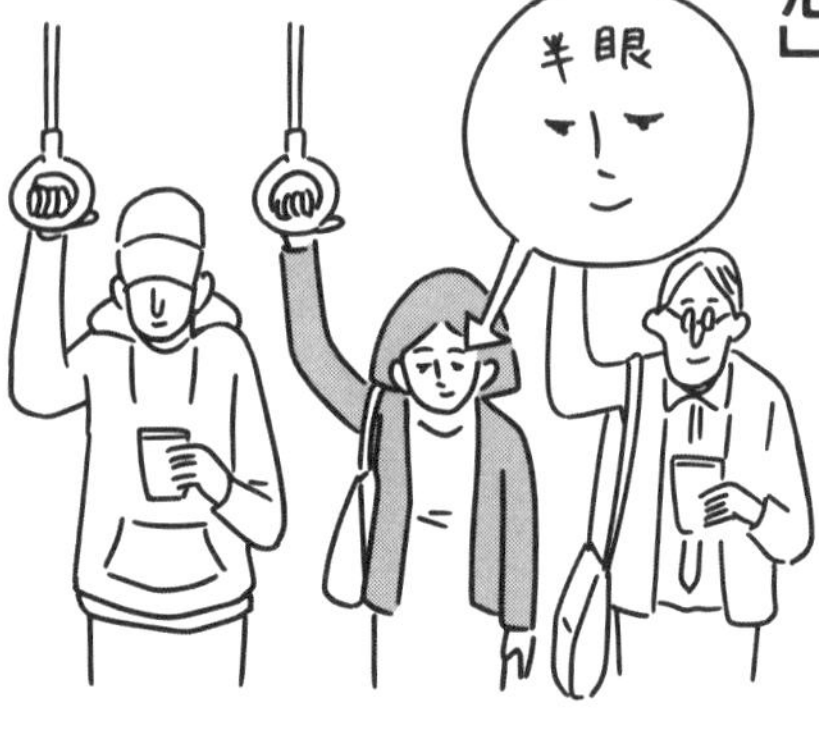

にしましょう。

目を完全に開けているといろいろな情報が入ってきますし、目を完全に閉じると頭の中にいろいろなことが浮かんできます。半眼状態になり、つり革を持つ手や呼吸を感じてみましょう。いつもとは違った感覚を得られるはずです。

ある特定の感覚を開いていく「感覚瞑想」

最後に紹介する生活瞑想は、「感覚瞑想」です。

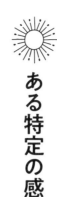

「感覚瞑想」とは、ある特定の感覚を集中して開いていく瞑想です。日常を少しアレンジしてあげるだけで、感覚が研ぎ澄まされていきます。

例えば、「食べる瞑想」では味覚を集中して開いていきます。ふだん使っているようで使い切れていないのが、実は、味覚です。自分が本来持っている感覚を取り戻してください。

「感覚瞑想」の最後には、私たちが日頃行っている、墨をする瞑想を紹介します。道具が必要になりますが、機会があればぜひ試してみてください。

感覚瞑想❶

ご飯を口に入れ、30秒たってから食べる「食べる瞑想」

1日の中で必ずある食事の時間も瞑想の時間になります。

食事のときに少し工夫するだけです。

と30秒の「食べる瞑想」で、いつもの食事がガラリと変わります。

①ご飯をいつものひと口の半分くらいを箸にとって、口の中に運びます

②ご飯を口に入れたまま、30秒間何もしません。舌も動かしません
③30秒たったら、ご飯をゆっくりと噛み始めましょう

白米を口に入れて30秒じっとしていると、口の中にある感覚が、おいしさをキャッチしようとして全開になります。そうすると、ご飯をひと噛みするだけで、口の中いっぱいにおいしさが広がります。

おかずがないとご飯を食べられないという方もいますが、ご飯だけで十分に満たされます。試してみてください。

また、食べる瞑想をすると口の中の感覚が敏感になっているため、下味にかつおぶし使っている？　昆布を使っている？　ごま油かな？など、1つひとつの料理の味にも敏感になります。

今まで何度も食べたことのある料理でも、「食べる瞑想」をするだけで、奥が深い料理であることに気づけるようになります。

感覚瞑想❷

風鈴や雨音に耳を傾ける「聞く瞑想」

「月曜瞑想プラス」で音に耳を傾ける瞑想がありましたが、日常生活の中でもちょっとした空き時間に音を聞くことに集中するだけで瞑想の時間になります。

それが、「聞く瞑想」です。

音を聞こうと思ったら、テレビやインターネットなど、音が出るものを消し、床かイスに座って目を閉じましょう。「月曜瞑想」と同じような姿勢をとってもいいですが、特に姿勢を気にすることはありません。

ただただ静かに音に耳を傾けます。

耳を澄ますと、月曜日の朝とは違った音がきっとあるはずです。音源は同じだったとしても、違ったふうに感じることもあるでしょう。

それも、1つの気づきです。

夏は、窓に風鈴をつるして、目を閉じて風鈴の音を聞くのもいいでしょう。わずかな風にも反応する、その音色は、いっときとして同じ音が続くことはありません。聞き分けることができたら、感覚が開いてきたということです。

感覚瞑想❸

墨をする「硯瞑想」

最後に紹介する瞑想の時間は、墨をする「硯《すずり》瞑想」です。

墨をする行為そのものが非日常的かもしれませんが、お寺でよく実践している瞑想なので紹介することにしましょう。

用意するものは、以下になります。

・硯
・固形墨
・水差し

①硯の平らな部分（陸《おか》）に水を少したらします
②墨を軽く持って陸にあて、硯に対して垂直か、斜めにします
③水をたらした部分に円を描くように、ゆっくり墨を動かします

畳の上で正座して行うのが理想ですが、デスクの上で行ってもかまいません。ただし、背中が丸くならないようにしましょう。

あとは、同じリズムで腕を動かして墨をすり続けるだけです。手の力の入れ具合で、墨をする音が違ってきます。また、「指瞑想」と同じように、墨をする動作も単調性リズム運動になるため、すり続けているとセロトニンが分泌され、心が穏やかになってきます。

「生活瞑想」のバリエーションを増やして感覚が開いた状態をキープする

日常をひと工夫するだけで、立派な瞑想の時間になります。

しかも、短い場合は1分、長くても10分程度で終わります。

ここでご紹介した瞑想の方法は、私が実践してきたことや私が考えたもので、必ずしもこのやり方でないといけない、ということではありません。みなさんのライフスタイルに合わせて、好きなものを選んで試してみて、また、やり方もアレンジしていただいてかまいません。

紹介した方法を参考にして、自分だけの瞑想時間をぜひとも日常の中でつくってみてください。「月曜瞑想」に加えて、日常の中で「生活瞑想」を織り交ぜていくと、間違いなくあなたの心の状態は変わってきます。

第4章

「月曜瞑想」でコミュニケーションが変わる

「月曜瞑想」で空気を読む力がつく

「月曜瞑想」を続けていると、いちばん大きな変化を感じられることがあります。

それは、コミュニケーションです。

なぜ、「月曜瞑想」でコミュニケーションに変化がもたらされるのか?
その理由について、お話ししようと思います。

コミュニケーションの問題は、私が、最も大切にしている問題です。

「友達との関係がこじれてしまった」
「上司とうまく関係がつくれず悩んでいます」

「家庭内で会話が少なく、家族がバラバラです」

など、コミュニケーションにまつわるご相談を受けることがよくあります。

もしかしたら、あなたもコミュニケーションにまつわるお悩みをお持ちかもしれませんね。


コミュニケーションは、難しいものです。

そもそも、うまくいかないものだと認識してもよいかもしれません。

別々に生まれ育った人間同士が、完璧に意思疎通し合えることなど、現実、不可能といってよいでしょう。自分の思いを相手にちゃんと伝えるためには、どうしても工夫が求められます。


コミュニケーションは、本当に奥が深いものです。

話し方はもちろんですが、誰とどんな内容の話をするのか、どんな言葉を選ぶのか、どう目線を配るのか、話すスピード、声の高さや大きさなど、すべてがコミュニケーションに含まれます。


お気づきになりましたか？

コミュニケーションには、鋭い「感覚」が求められるのです。

相手が何を感じているか、どう反応しているのかを感じ取り、相手が求めるものを的確に返す必要があります。同時に、相手に振り回されない、ゆるぎない自分の軸も必要です。感覚が閉じてしまっているとできないことばかりです。


「月曜瞑想」が習慣になると、日々生活を送る中で疲弊し、鈍くなりがちな感覚を定期的に再起動できるので、比較的高い基準で感覚を維持できるようになります。

これまで気が付かなかったことに気づけるようになります。

空気を読む力がつく、といってもよいかもしれません。

コミュニケーションがスムーズにできるようになれば、悩みが1つ解消されることにもなるでしょう。

「月曜瞑想」で、相手の話を集中して聞けるようになる

私のところには、「先輩や上司とうまく話ができない」あるいは「家族とうまくコミュニケーションがとれない」といったお悩みを抱えた方が相談にいらっしゃいます。その方のお話をよくよく聞いてみますと、そもそも相手の方のお話をよく聞いていない、ということに気が付くことがよくあります。

自分自身もそうなのですが、本当の意味で人の話を聞ける人というのは、少ないと思います。

このようなコミュニケーションに関するご相談を受けたとき、私が何をするのかといいますと、最初にすることは数値化です。

「現時点であなたの聞く力は10点満点でいうと何点ですか?」

よく尋ねます。

しかし、「今の悪い状態は何点?」と尋ねるときと違い、点数をつけられないどころか、キョトンとする人が意外に多いのです。きっとご自身の「聞く力」について、あまり考えたことがない方が多いからなのでしょう。

ここでの数値化の目的は、「コミュニケーションには聞く力が大切だ」と気づいていただくことです。

相談者さんとのやりとりは、こんな感じになります。

「相手の話を聞くよりも、どちらかというと自分はたくさんしゃべりたいほうですから、3点くらいでしょうか」

「では、ゆくゆく10点満点を目指すとして、近々の目標は何点にしますか?」

「1カ月後ぐらいに6点でどうでしょうか」

「そのためには何が必要だと思いますか?」


「最初は相手の話を聞こうとしているのですが、いつも途中で集中力が切れてしまってほかのことを考えていることが多いので、5点ですかね」

「それでは、最初の目標を決めましょう。何点を目指しましょうか?」

「1点増やして、6点を目指します」

「そのためには何が必要だと思いますか?」


最後の「そのためには何が必要だと思いますか?」という私の質問に対して、

「少しでも相手の話を聞くために何か質問を用意しておくようにします」

「相手の話に相づちを打ってみることにします」

「最初の10分間は相手の話を聞く時間に決めます」

「メモを取りながら聞いてみるようにします」

といったような回答が出てくるようだったら、その人の聞く力はすでに変わり始めています。

というのは、言葉にした内容のことを意識して聞くようになるからです。


「月曜瞑想」を続けていると、人の話がじっくりと聞けるようになります。

「月曜瞑想」を続けていると、聞くために必要な感覚が開くようになるからです。そして、聞く力をつけることを意識して「月曜瞑想」を続けることで、さらに聞く力は高まります。

といいますのも、コミュニケーションのときの気づきが増えるからです。

とりあえず聞く、という態度から、話している相手の動作や表情、その場の雰囲気など、いろいろなところに目を配れるようになります。

まさに、「聞く」ではなく、心も使った「聴く」なのです。

相手が気持ちよく話しているなとか、少し空気が変わって、相手の機嫌が悪くなってきたな、といった変化に気づけるようになると、そこから、コミュニケーションを円滑にするヒントを得られます。

相手が気持ちよく話しているとわかれば、その調子で相づちをうまく打てれば機嫌のいいまま終われるでしょうし、機嫌が悪くなっているようなら、こちらの姿勢を正して聞くのが得策です。相手の反応に合わせて、相づちの打ち方や問いかけるタイミングなどを見計らうことで、話がうまく流れるようになるのです。

もちろん、このレベルになるには少し時間がかかりますが、「月曜瞑想」ですぐに変化を実感しやすいこともあります。

それは、相手の話をそれまでよりじっくりと聞けるようになることです。

また、「生活瞑想」でご提案した「眺める瞑想」も、コミュニケーションのトレーニングに有効です。1分間モノをじっくりと眺めることに耐えられるようになると、

1分間相手の目を見て話をじっくりと聞くことが苦にならなくなります。

相手の目を見てじっくりと話を聞くことは、会話の基本とされていますが、実際やろうとすると、なかなか難しいもの。相手の視線を受け止めるトレーニングが「眺める瞑想」でできるのです。


相手の目を見て、話を聞く。

これができるようになるだけでも、あなたの印象はガラリと変わります。コミュニケーションのレベルも格段に上がります。

コミュニケーションにおける最強の武器は「オウム返し」だった

「聞く」ことを、ただ相手の話を聞くことだと思っていませんか？

感謝と同様、「聞く」を受け身の行為ととらえている方が多いようですが、「聞く」は本来アクティブであるべきもの。聞くことに能動的になると、コミュニケーションはガラリと変わります。

「アクティブリスニング」という言葉があるように、聞きにいかないと聞けない、というのが、実は相手の話です。話を引き出す、とよくいいますが、まさにそうなのです。

相手の目を見たり、話の途中で相づちを打ったりすることで、相手が話しやすくなるように、聞き手がアクティブになるとコミュニケーションは活発になります。話していているときに、相手の言っていることを確認するために質問するのも、聞き手のアクティブ行為の1つです。

その最強のテクニックが、オウム返しです。

ポイントは、言葉の入れ替えをできるだけしないこと。

例えば、

「ストレスや疲労で心が乱れてきたり、ざわついてきたりしたときに、心をリセットする方法として瞑想という方法があります」

と、相手が話し始めたとします。

ここでよくやってしまいがちなのが、言葉を入れ替えて

「なるほど、心を落ち着かせる方法に瞑想というのがあるのですね」

と返してしまうこと。

自分なりに解釈して相手に返したつもりですが、必ずしも正しく解釈できているとは限りません。間違ってはいないけれど、ちょっとニュアンスが違う、ということはよくあることです。

この場合、相手が言っている「心をリセットする」と「心を落ち着かせる」は、似ているようで違うことがあります。特にカタカナ語を日本語に解釈するときには注意

しましょう。

相手に気持ちよく続きを話してもらうには、そのまま返すのがベストです。

「心をリセットする方法として瞑想について話を聞かせていただけるんですね」

これで相手も続きが話しやすくなります。

オウム返しをすると、こちらがわかっていないと思われてしまうのではないか、と思っている方がいるかもしれません。自分の意見を言わなければいけないと思っている方もいるかもしれません。

しかし、私は、オウム返しほど、コミュニケーションをスムーズにするのに有効な方法はないのではないかとさえ思っています。

またオウム返しには、自分の言葉を客観視するミラーリング効果もはたらいて、相手がさらに丁寧なコミュニケーションを心がけてくれることもあります。

例えば、先ほどの会話を例にとると、

「心をリセットするとはどういうことなのかについて先に話しましょう」

「瞑想というよりマインドフルネスといったほうがわかりやすいですか」

「心が乱れるとか、ざわつくとか、ちょっと感覚的ですね」

などと、話す内容を追加してくれたり、修正してくれたり、言葉を言い換えてわかりやすくしてくれたりすることがあります。


きちんとオウム返しができるということは、相手の話をしっかり聞いているということでもあるので、相手に対して失礼になることもありません。

聞くことが楽しくなると、苦手な人がいなくなる

アクティブリスニングができていないと、苦手な人をつくる原因にもなります。

それは、人は、どうしても相手の言ったことを勝手に解釈したり、偏った見方をしたりして、誤解してしまいがちだからです。自ら聞くことが習慣になると、苦手な人や嫌いな人を少なくするきっかけになります。

一度、相手のことを苦手だなと感じてしまうと、積極的に相手の話を聞こうとしなくなります。相手が一生懸命に話していても、「これ以上は聞きたくない」とブロックしてしまいがちになるのです。

それが、能動的に聞くという姿勢になるだけで変わります。

私には、あるときまで、コミュニケーションをとるときに苦手な人数構成というのがありました。

みなさんにも、一対一は苦手だけど、3人になると大丈夫、などありませんか?

私は、4人くらいの少数のコミュニケーションが苦手で、そのシチュエーションになると、いつも苦労していました。

というのは、少人数だと、相手の表情がよく見えるため、そこにいる全員が楽しめているのかが気になって仕方がなかったからです。

そのため、私がしていたことは、全員が楽しめるようなネタを考えて話を振ること。たまたまうまくいくこともあれば、振った話が逆効果になって沈黙を招くことも多々ありました。

そのときの私は、相手が話したいことを聞くというより、無理に相手に話をさせることになっていたのです。

それで、あるときから、アクティブリスニングを意識して取り組み始めたところ、みなさんの会話がスムーズに盛り上がることに気が付いたのです。

人数にかかわらず、1人ひとり相手の話をちゃんと聞いてから、それに対して自分の本音から興味があることを質問すれば、相手も返してくれる。相手が楽しそうに話してくれるから、残りの人も興味を持って聞いてくれる。

こちらからネタを探して話しかけて盛り上げようとしなくても、相手の話をしっかり聞くだけでその場が楽しくなることがわかったのです。

相手の話を聞いてから、自分の関心事に沿った質問をすれば、面白い話はたくさん出てきます。そして、相手も会話を楽しんでくれます。

アクティブリスニングを意識するようになってから、誰とでも会話を楽しめるようになったかもしれません。

私たちは、自分と違うタイプの人とは、話がかみあわないと思いがちです。

例えば、あなたが、数学が大の苦手だったとして、数学の専門家の方と一対一で話をすることになったとしましょう。いったい何を話していいのかと困ってしまうと思います。きっと難しくて、なんだかわからない話になるのだろうな、と勝手に決めつけてしまいがちです。

ですが、聞き方によっては、意外にも楽しい展開が待ち受けているかもしれません。そこで有効なのが、アクティブリスニングです。

あなたが専門家でないことは、相手もわかっています。相手の話を聞いてから、

「それは小学校で習ったあの方程式の話ですか？」

「底辺×高さ÷2ならわかるんですけどね」

「打率や防御率といった野球の数字と関係していそうですね」

などと、自分の経験値とすり合わせながら質問を投げかけてみてください。きっとわかりやすくお話ししてくれるはずです。

もしかすると、数学に興味が出てきたあなたは、帰りに書店に寄って、関連書籍を購入しているかもしれません。

共通の趣味や共通の言葉があるほうが話しやすいのは事実ですが、たとえなくても聞くことに能動的になれば楽しい話を引き出すことはできます。話を聞いていても、

聞きたいことが見つからなければ、それこそオウム返しです。

相手の話を聞こうとする姿勢が、コミュニケーションを変えていきます。相手の話をちゃんと聞けば、コミュニケーションは面白くなります。

自分を客観視できるようになると心が軽くなる

みなさんからのお悩みを聞いていますと、「会社を辞めたい」「家族とうまくいっていない」……など、どうしてもネガティブな相談事が多くなります。

本音といたしましては、ネガティブな話はあまり聞きたくないなという気持ちはあります。

だからこそ、そういう相談を受けたときに心がけていることがあります。

それは、なるべくポジティブなほうに導いていこうということ。そこをとても強く意識しています。

ネガティブな相談をされたときは、まず徹底的に相手の話を聞きます。

深い悩みを抱えている方は、頭の中が混乱しているためか、終始まとまりのないお話になりがちです。また、人によっては、せきを切ったように一気にひとりで長時間話し続ける方もいらっしゃいます。

その間、私は、その方のお話をうなずきながらひたすら聞き続けます。長いときは、10分ほど話が続くこともあります。そして、話が終わったなと思ったら、その内容をなるべくオウム返しします。

10分程度のお話ですと、相手の言葉を変換せずに、ポイントだったと思われる単語を並べて、1分くらいにまとめて返します。1分程度のお話でしたら、10〜15秒くらいにまとめます。

そうすると、相手の方は、自分の吐いた言葉を改めて自分で聞くことになります。

要するに、自分のことを客観視することになるのです。先ほど少し話しました、ミラーリングというものです。

この時点で、少し変化が表れる人もいます。

例えば、こんなやりとりです。

「3カ月前に決まっていた仕事だったのですが、直前になって、あの話はなかったことにしてくれ、と。3週間前に会ったときはニコニコしながら話をしてたのに、あれは偽りの笑顔だったんです。きっとあの人は、いろんなところでそうやって人をだましてきたんです。10年以上の付き合いだったのに。もう人間不信です。誰も信じられません……」

「そうですか、3カ月前から決まっていた仕事をなかったことにしてくれと言われて、その人のことを、いろいろなところで人をだましてきた人だと思ったんですね」

「あっ、だましてきたは、ちょっと言い過ぎました。申し訳ないという電話はあったのですが……」

ご自身で少し言いすぎたなと思って、言い改めることがあります。

また、こんなケースもあります。

「あの人は私の仕事を全然わかってないし、見てません。それなのに、今月は数字が足りないからとイライラして、お客さまに連絡入れたかとか、企画書を3日で整理してくれないかとか、追加の仕事をどんどん投げてくるんです。さらに昨日は、来週仕上げる予定の資料をまだかと催促されて、できていませんと返したら、ムスッとしてしまって、とても頑張る気になれません」

「企画書はまだできていませんと返したら、上司がムスッとしてしまって、頑張る気になれないのですね」

「もちろん会社から期待されている部署で働けているのはうれしいですし、上司は上司でプレッシャーがあることはわかっていますが……」

などと、相手のことをフォローする人もいます。

私がオウム返しした内容を聞いて、自分が言ったことをすぐに修正する方や相手をフォローするような方は、比較的悩みから解放されやすい人だといえます。

自分の言葉を私に返されて、しまったとか、恥ずかしいと感じるということは、自分のことを客観視できているということだからです。自分の悩みを冷静に見て分析することができるようになっています。

こういう方はとても健全な人で、すでに悩みから抜け出ている可能性もあります。

もちろん、そういう人ばかりではありません。オウム返しでさらに火が付く人もいます。オウム返しに対して「そうなんですよ」と呼応して、「その先もあるんです」と、さらに話が続く人もいます。

こちらとしては、すべて吐き出させることが目的なので、火が付くのは、むしろ歓迎です。

思い出そうとしているなと感じたときは、こちらからあえて「ほかには何かありますか?」と聞くこともあります。徹底的に吐き出してもらうためです。

このときに相談者さんに

「ほかに悩んでいることはありますか?」

と尋ねることもあります。

そうすると、仕事の悩みを相談していた人が、家族のことや子どものこと、友達のことなど、別の悩みを打ち明けてくることがあります。

そういうときに相談者さんに投げかける質問が、

「上司のことと家族のこと、どちらを先に解決したいですか?」

悩みごとがいくつかあるときは、解決する順番を決めてあげるだけで、いちばん解決したい悩みごと以外は、少し軽くなることがあります。なぜなら、すぐに解決しなくてもいい悩みだと自覚できるからです。

悩みごとの相談を受けていて、少し時間がかかるかもしれないなと思うのは、相談者さんが話しながら感情的になってしまうパターンです。自分で何を話しているのかわからなくなり、最後は泣く、喚《わめ》く、怒るといった感情が爆発する。

そういう状況になったときは、庭を見てもらう前に、あえて時間をかけて抹茶を入れ、ゆっくり飲んでいただきます。和菓子も一緒に召し上がっていただくこともあります。深呼吸をしていただくこともあります。

こういうときは、意図的に五感を使う状況をつくるようにしています。意識をほかに向けて、外に行ける心の余裕をつくるのです。

それから、庭を見て気持ちを落ち着かせて、きれいなものを見つけてもらいます。部屋に戻ってきてから、もう一度お茶で一服。そして「今」に戻ってもらうのです。

これが、私がネガティブな相談を受けたときの対処法です。

私は、ただただ悩まれている人の話を聞いて、心の中にあるものを外に出して、客観視することのお手伝いをしているのです。

これが、「心を眺める」ということなのです。

まわりは思うようには変えられない

私から、悩みごとを解決する具体的な方法をアドバイスすることは、ほとんどありません。

心の中にある悩みごとを吐き出し終わったら、これからのことを尋ねます。

「それで、あなたはどうなりたいのですか？」

「この先どういう状態になるのが、あなたにとって理想ですか？」

「1カ月後にどうなっていたいですか？」

そして、

「どこから行動が起こせそうですか？」

行動が明確になっているときは、私ならこうしますというアイデアを伝えることはあります。

例えば、声をかけなければいけない人がいるとか、相談すべき人はわかっているとか、謝りに行くべきところがわかっているなどの場合、私だったらこうやって声をかけますよ、こうして会える機会をつくりますよ、といったご提案です。

しかし、それも正解を伝えているつもりはありません。

あくまでも私の視点からの意見を伝えているだけで、そうしなさいと言っているわけではありません。

それを聞いて、その人の中で何が起こるのかが大事です。

グッドアイデアと思うか、それはわかるけど絶対やりたくないと思うかは人それぞれで、私の意見を通して自分の中に何が生まれるかを体験してもらうほうが、はるかに価値があると思っています。

「あの坊さんがこうやれと言ったからその通りやりました」というのは、根本的な解決になりません。決めるのは本人なのです。

ひとつ、あなたに、もしアドバイスするとしたら、目標を立てるときは、まわりが変わることまで期待する目標ではなく、自分にできることを目標にしましょう、ということでしょうか。

目標を達成できないことで自信をなくされ、相談に来る方もいらっしゃいますが、お話を伺うと、だいたいがまわりに期待する目標になっています。

例えば、本音で話せるような職場にしたい。

この目標は、あなたではなく、あなたの職場の目標になります。あなたがどれだけ頑張っても、ほかの人たちが変わらなければ達成できません。ここであなたが立てるべき目標は、「本音で話せるような職場にするために自分にできること」。それが、正しい目標の立て方です。

仕事の場合、自分ひとりですべて完結することは少ないかと思います。誰かと協力しながらの仕事がほとんどでしょう。

そうなると、仕事で目標を立てると、どうしても、ほかの人たちに期待してしまうことが多くなります。

自分ひとりがどれだけ頑張っても、ほかの人が頑張らないと目標を達成することができないこともあります。

これまでいろいろな方のお話を伺って思うのは、たいてい、自分だけでなく、ほかの人も変わらなければ達成できないような目標のときは、だいたいが達成できないものだということ。

振り回されないようにすることが大切かもしれません。

良いことも悪いことも、何かを学べればすべてがポジティブ

「ポジティブな人になりたい」

そんな相談を受けることもあります。

あなたは、ポジティブな人にどんなイメージを持っていらっしゃいますか？

一般的にいわれるのは、ものごとには必ず良い面と悪い面があり、良い面を見ることが多いのがポジティブな人、悪い面を見ることが多いのがネガティブな人。

よくいわれるたとえ話といたしまして、コップに水が2割入っている状態を見て、「2割も入っている」ととらえるのか、「あと2割しかない」ととらえるか、という違いですね。

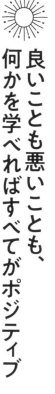

ただし、私のポジティブ、ネガティブのとらえ方は少し異なります。

私は、ものごとから何かを学ぼうとするか、しないかの違いだと考えています。学ぼうとする姿勢がそもそもポジティブで、ネガティブなことが起きても、そこで何か気づくことができたらポジティブと考えます。

逆に、ポジティブなことが起きても、そこから何も学ぼうとしなければ、結果はよくてもポジティブではないと考えます。

一般的にはネガティブな人間に分類される私は、昔から、自分に起こった出来事のネガティブな部分ばかりを見るくせがありました。

しかし、私が心がけていたことは、そのネガティブなことから何を学び、次のアクションにどうつなげるかということです。先ほどの2割の水でいえば、「2割しかない」と思うなら、その2割をうまく使うことを考えることなのです。

私たちは、自分に起きたことを、「悪い出来事」と「良い出来事」に振り分けるところがあります。これは、その人のとらえ方であって、「悪い出来事」なのか、「良い出来事」なのかは本当のところはわかりません。同じ出来事でも、とらえ方が違えば逆になることもあるのです。

例えば、予定していた海外旅行へ行けなくなった。

一見すると、悪い出来事かもしれませんが、浮いたお金を違うことに使うことで、人生が変わるような出会いがあったとすれば、一変それは、結果として良い出来事だったといえるかと思います。

例えば、頑張ってまとめた資料がみんなにほめられた。

たしかに良い出来事かもしれません。しかし、それで自分の仕事に自信を持てるようになるだけでおさまらず、自信過剰になると、仕事が雑になったり、まわりの人に横柄になったりして、人間関係がギクシャクしてきたとしたら、みんなにほめられたことは良い出来事だったといえないかもしれません。

逆に、自信を持つことで心に余裕ができて、資料のつくり方を改めて考えてみたり、ほかの人の資料づくりを研究してみたりするようになったとしたら、やっぱり良い出来事だったといえるかと思います。

私は、自分に起きる出来事すべてを「レッスン」ととらえています。レッスンとはつまり「学びの場」ということ。そうとらえると、どんな出来事もすべてポジティブに受け取れます。

自分に起きた出来事から、何を気づけるか。

起きたことを「良い出来事」と「悪い出来事」に振り分ける必要などないのです。

そこに、ポジティブな性格、ネガティブな性格、という概念は、実は必要ないのです。

「自分らしさ」は、求めるものではない

「ポジティブになりたい」と並んで多いのが、「自分らしさが見つからないんです」とか、「自己肯定感が低いんです」という相談です。

実は、このテーマこそ、「月曜瞑想」で解決できることでもあります。

感覚を開いて、いろいろなものを感じ取れるようになると、あなたも、あなたの「自分らしさ」に気づけるし、自分を認めることもできるようになります。

そもそも、「自分らしさ」という言葉がひとり歩きしてしまって、何にも縛られず自分の思いのまま自由に生きることが「自分らしく生きる」こととイメージ付けされているのが問題なのです。

そうでなければ、幸せになれないわけではありません。

もし、あなたが、今幸せだと思っているなら、それで十分に自分らしく生きていると思います。

「自分らしさが見つからない」ことに悩むのは、ほかの人との大きな違いを求めているからではないでしょうか。

小さな違いなんていくらでもあります。

「月曜瞑想」で感覚を開いて、美しさを探してみてください。どんなものを見つけることができましたか？　その美しさに気づけたことが、あなたの「自分らしさ」というものです。

基本的に脳にはネガティブ思考がはたらいていて、ないもの探し、不満探しをするそうです。脳には、そういうくせがついているといいます。

これが足りない、これは危ないと気づけるからこそ人類は発展できたわけですが、そのくせのまま自分らしさを探そうとすると、自分にないもの、自分に対する不満ばかりが発掘されることになります。

なんでも長続きしない、成功したことがない、集中力がない、なにをするにしても自信がない、英語が話せない、いい大学を卒業してない、人とうまく話せない……。探せば探すほど、自己肯定感はどんどん低くなります。

だから、感覚を開いて、いったん外に意識を向けるのです。

それが、体を感じたり、まわりのものを感じたりする「月曜瞑想」です。

「月曜瞑想」で開いた感覚が探しているのは、あるものばかり。

右手も左手も、呼吸も肺もおなかも、音も匂いもすべてそうです。

あるものを感じられるようになると、自分のことも、ないものからだけではなく、あるものからも探せるようになります。

例えば、これから食べるご飯に感謝できる自分も、道端の小さな花を美しいと感じる自分も、デスクの上のマグカップから有田焼の作家に思いをはせる自分も、すべて、あるものから探した自分です。

そうやって、あるものから探せるようになると、長続きしないと思っていたけれど絵を描くことはずっと続けているとか、成功したことがないと思っていたけれどレシピ通りに料理をつくるのは意外とできるとか、集中力がないと思っていたけれどゲームは3時間続けてできるなど、自分にあるものにも自信が持てるようになります。

それこそ、あなたの中にある「自分らしさ」なのです。

自分と呼んでいるのは、自分の中のほんの一部

ないものの中から探そうとすると、ダメな自分ばかりを探すことになります。

それは、自分全体から探しているのではなく、対象になっているのは自分の中のほんの一部にすぎません。

仏教では、そのほんの一部のことを「自我」、そして、あるものも含めた自分全体のことを「自己」といいます。

自我が瞑想するのではなく、瞑想するのは自己なのです。

そして、自分というのは、あなたが想像している以上に大きなものです。頭の中だけを自分と思っていますが、体もあります、まわりの空気もあります、音もあります。そうやってどんどんつながり、広がっていきます。

「無になる」という言葉があります。瞑想から連想される言葉でもありますが、現代的に、意味がかなりゆがめられたところがあります。

無は、ゼロという意味ではありません。

自分は、頭の中だけの自分だと「一」、まわりにあるものに気づくと「多（数）」になります。そして、「多」が絡み合って「多」を超えたときに「無（数）」になります。私たちに見えているものは一部で、それをすべてだと思い込んでいますが、そうではなく、見えていないものを含めると、もはや数えることもできないたくさんのものとつながっています。それを「無」と呼んでいます。

ですから、「無」は何もないゼロという意味ではないのです。

「無」になるとは、ゼロになるのではなく、「一」に縛られている自分をもっと多面的に見て、「多」を超えなさいという意味。耳を澄ましたら聞こえてくる鳥の声も、私とつながっていると気づくのが「無の境地」ということなのです。

そして無になったときに、どうなるかというと地球上は全部つながっていることに気づいて「一」に戻るのです。最初の「一」と最後の「一」は、全然違うものになっています。

少し難しくなりましたね。1つだけ覚えておいてほしいのは、「無になる」とは、何もなくなるわけではないということです。逆に、いろいろなものがあることに気づくことなのです。

自信を持たなくてもいい、ただ自分を信頼する

自分はダメだ、何もできない、何も持ってないと、自分を認められないのは、自分をほかの人と比べてしまうからです。

しかし、もともと人間とは、そういうものです。

自分の価値は、他人との比較でなければなかなかわからないものなのです。

この、比べることで最も悪いパターンが、比べる対象となっていた人が成功したときや、もてはやされたときです。

自分の評価が下がったわけではありませんが、比較対象だった人が上にいるように見えて、下がったように錯覚してしまいます。

あなたにも、そんな経験がありませんか？

これはものすごい落とし穴。

ちょっと嫉妬心がわくだけならいいのですが、自己肯定感が下がる原因になってしまいます。

自信を持ちなさいといいますが、私は自信を持つというよりは、自分を信頼するととらえたほうがいいと思っています。

その信頼を高めていくプロセスが、それこそ「月曜瞑想」です。感覚を開いていくと、まわりにあるものはもちろん、自分にあるものに気づけるようになります。相手が何を伝えようとしているのか気づけるようになれば、コミュニケーションが変わるし、なにより相手を認められるようになります。

相手を受け入れられるようになると、自分のことも認められるようになります。

最初から自分とは何だろうとか、自分らしく生きるとは?と考え始めると、よくわからなくなって、結局ないもの探しが始まることになります。

小さな自分らしさを競争するのは、もうやめよう

自分が美しいと思えれば、それでいいのです。

SNSに投稿した写真や動画が、ほかの人に「美しい」と言ってもらえなくても気にすることはないですし、共感を求めることもありません。

美しさを発見したときに、「どうして今日は美しいと思ったのだろう?」と考えたら、すでに自分らしさを深く掘り下げ始めています。それは、ほかの人から与えられたものではなく、内発的に生まれた自分に対する問いだからです。

そこから導かれる答えは、間違いなく自分らしさです。

私は、「自分らしさを探せなくて困っているのですが、やはり私には何もないように見えますか?」と相談されることもありますが、私からその答えを導くようなことはありません。それだと受け身になってしまうからです。

自分らしさに気づくのは、自分なのです。

「自分らしさ」というと、ほかの人とまったく違う自分にならなければと思いがちですが、自分らしさなんて、ほんのちょっとした差です。

遠くの空を飛ぶ鳥たちから見たら、私たちの差なんてわからないですし、考えることもないでしょう。私たちが空を飛んでいる鳥たちを眺めても、一羽一羽の違いなんてとくに考えることはないですよね。

上空からの鳥の目線で見たときの私たちなんてそんなものです。大差ないのです。

それなのに、ほかの人との違いを意識する。

鳥になって空から俯瞰《ふかん》しているところを想像してみてください。

空から見たら、自分らしさの競争なんて、競争していることさえ、気づかないものです。

おわりに

「月曜瞑想」はいかがでしたでしょうか?

瞑想は敷居が高いかもしれないと思われていた方も、マインドフルネスに興味があって本書を手にしていただいた方も、足を投げ出して壁に寄りかかって手を合わせる姿に、いろいろな意味で「?」が浮かんできたかもしれませんね。

気軽に瞑想を始めてもらうには、どうしたらいいのだろう?

難しそうに思われてもいけないし、かといって瞑想から得られるものを損なうようなものではいけません。考え抜いた末に出てきたのが、壁によりかかる姿勢でした。

最初は、当院で行っている「坐禅体験」で行っているような、座布団にあぐらをかいて座る姿勢を考えていました。ですが、これだと、できない方がいらっしゃいます。坐禅体験のように目の前で指導できるのであればいいのですが、本ではそういうわけにはいきません。

背中ができるだけ丸くならないように、そしてできるだけリラックスした状態を維持できるようにという基本ルールから生まれたのが、壁を利用した「月曜瞑想」の姿勢です。これなら、そのまま「月曜瞑想プラス」を続けられると思います。

本書の中でも紹介したように、「月曜瞑想」の究極の目標は、心を眺められるようになることです。といっても、眺められるようになるのは少し先の話。

まずは、体や呼吸を感じることから始めましょう。

そのために、「月曜瞑想」で心と頭を再起動するのです。

難しいことをしようとしているわけではありません。ふだん意識していないことに、少しだけ意識を向けて感じるだけです。

体のどこかでもいいですし、呼吸でもいいでしょう。

音を聞くのもいいですし、匂いを感じるのもいいでしょう。美しいものを探しにいくのもいいかもしれません。

そうして感覚が研ぎ澄まされていくことで、幸せを感じる時間がどんどん増えていきます。心がどうとかいう前に、まずここからです。

私は、月曜日の朝、6時から当院の大書院で瞑想をしています。

一緒に、瞑想の時間を共有しましょう。

そして、すてきな1週間を送れるようにしましょう。

両足院副住職　伊藤東凌

両足院紹介
～650年を超える歴史を持つ寺院～

京都を代表する花街、祇園花見小路の南端に北門がある、臨済宗建仁寺派《りんざいしゅうけんにんじ》の大本山である、建仁寺（1202年創建）。この建仁寺には、現在14の塔頭が残っています。

その1つが両足院です。

両足院は、室町時代初期の1358年に、建仁寺の開山・明庵栄西《みんなんようさい》禅師の法脈・黄《おう》龍《りょう》派《は》を受け継ぐ龍山徳見《りゅうざんとくけん》禅師を開山として創建されました。

創建された当時の両足院は、知足院の別院、または徒弟院《つちえん》として建仁寺開山堂・護国院の中にありましたが、天文年間の火災の後、「知足院・両足院」両院を併せて「両足院」と称することとなり現在に至ります。

本堂は、室中に二重格天井を備え、内陣に本尊「阿弥陀如来立像《あみだにょらいりゅうぞう》」を安置しています。庭園は、白砂と苔に青松が美しい唐門《からもん》前庭。枯山水庭園の方丈《ほうじょう》前庭。そして京都府の名勝庭園に指定される池泉廻遊式《ちせんかいゆうしき》庭園。

当院は、初夏になると、この池泉廻遊式庭園の半夏生《はんげしょう》が白く色づくことから、「半夏生の寺」といわれることもあります。

半夏生は、夏至から11日目にあたる半夏生の日（7月2日頃）に葉が白くなり、あたかも白い花が咲いたようになることから命名されたといいます。

庭園の北側には、織田信長の弟・織田有楽斎《うらくさい》好みの如庵《じょあん》（国宝）の写しとして建てられた「水月亭《すいげつてい》」と、日本の百貨店の先駆けといわれる「白木屋」（東急百貨店日本橋店／１９９９年閉店）を開いた大村家の別荘の茶室を移築した「臨池亭《りんちてい》」という2軒の茶室が並びます。

また両足院は、「饅頭《まんじゅう》始祖《しそ》の寺」とも呼ばれています。

足利尊氏の招きで、元（中国）で修業していた龍山徳見禅師が日本に帰国する際にともに渡来した弟子、林浄因《りんじょういん》が、日本で初めて饅頭を伝えたといいます。その末裔が起こしたのが、老舗和菓子の『塩瀬総本家』です。

両足院の毘沙門尊天堂《びしゃもんそんてんどう》に祀られているのは、鞍馬寺毘沙門天の胎内仏。戦国時代に比叡山が織田信長によって焼き討ちにあった際、鞍馬の僧が疎開させたものを、戦国武将の黒田長政が関ヶ原の合戦の際に内兜に収めて戦ったといわれています。

以後、勝利の神として商売繁盛、合格祈願、良縁成就、誓願成就として崇《あが》められています。また、戦前は祇園の芸妓、舞妓がよくお参りしていたということで「祇園の縁結び」としても知られています。

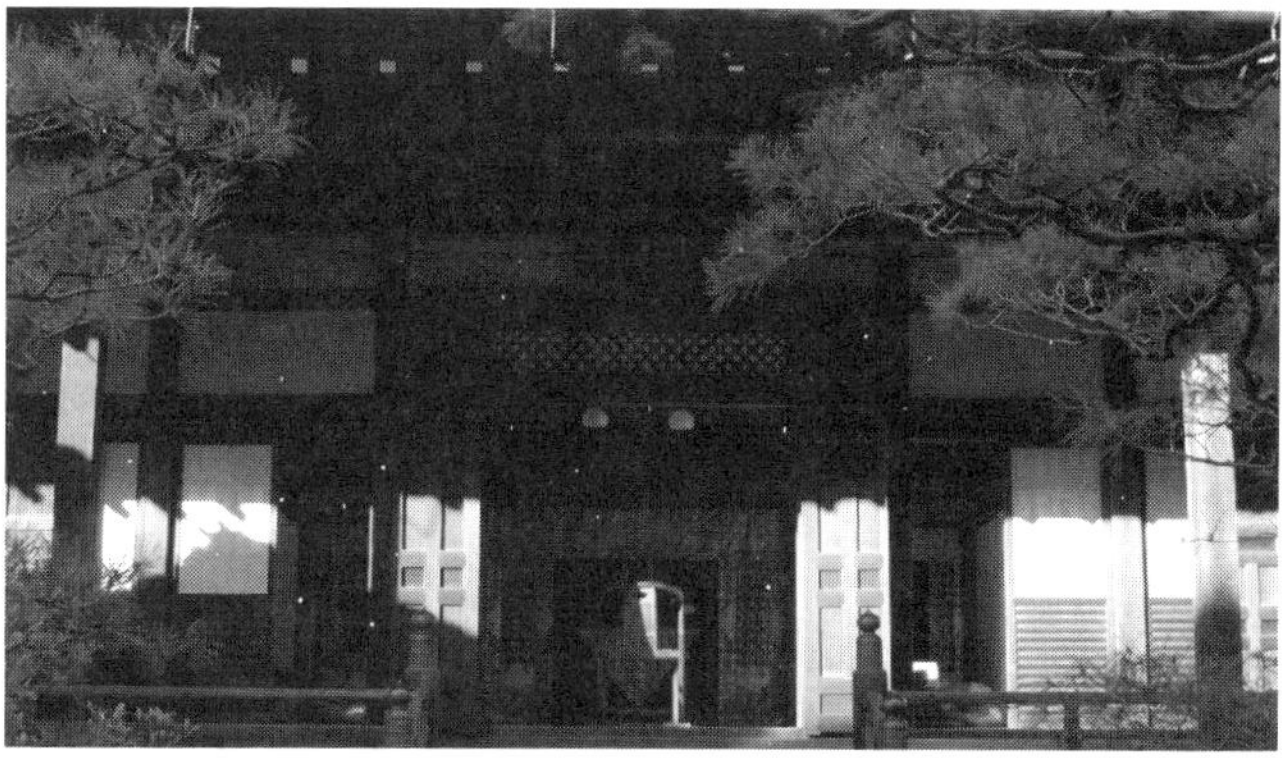

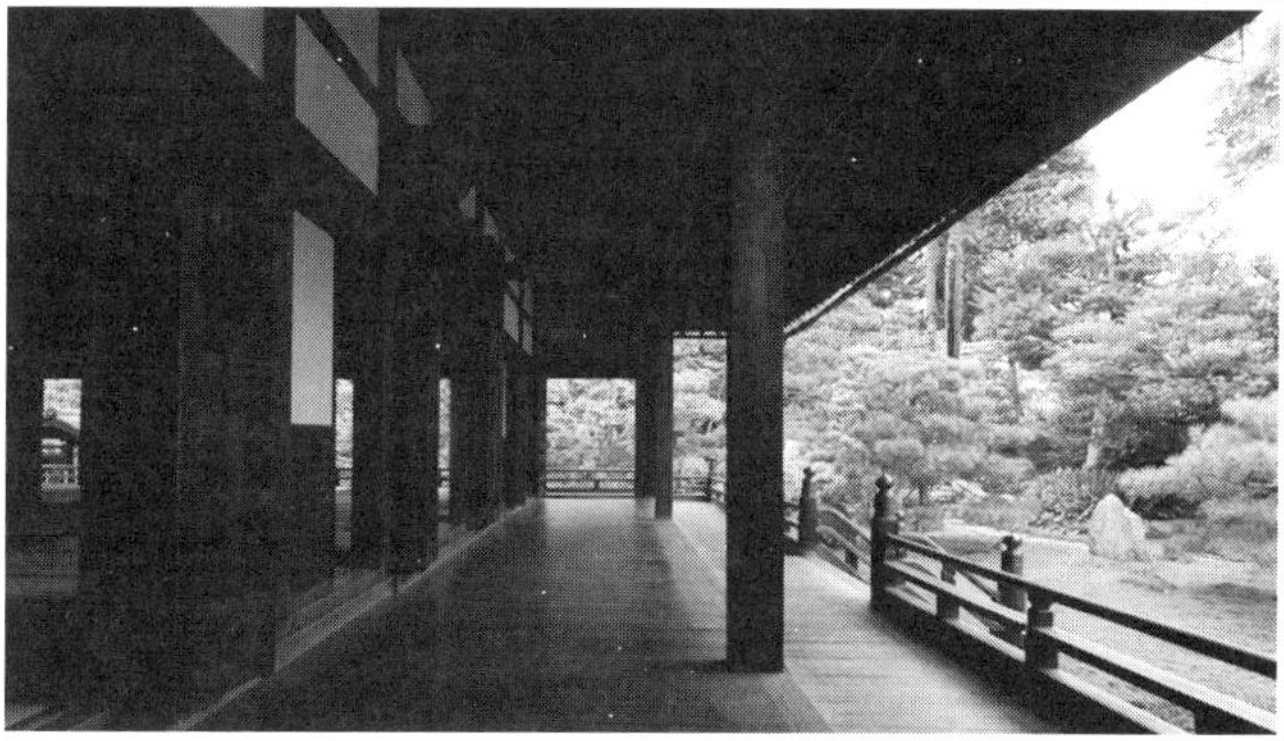

所在地

〒605-0811
京都府京都市東山区大和大路通四条下る 4 丁目小松町 591

連絡先

TEL.075-561-3216 / FAX.075-561-3270
※お電話での受付は 10：00 ～ 16：00 です。

両足院ホームページ

https://ryosokuin.com

ひとりでも、初めてでも気軽に参加できる両足院の坐禅体験会

両足院では、個人を対象にした2つの坐禅体験会を開催しています。

1つは、50名ほどの定員で、法話も含めて約90分間のプログラムになります。午前8時からほぼ毎日開催されていて、初心者の方でもわかるように、ステップバイステップで坐禅のエッセンスを学び、坐禅を体験します。

もう1つは、定期的に坐禅会に参加したい方やもう少し長い時間座りたいという方のためのプログラムです。毎月第1日曜日の午前8時から開催されていて、長めの坐禅の後には、読経や座談の時間も設けられています。

いずれのプログラムも予約制になっています。両足院のホームページで受け付けていますので、興味のある方はぜひ参加してみてください。

※プログラム内容は変更される可能性があります。両足院のホームページでご確認ください。

心と頭が軽くなる　週はじめの新習慣
月曜瞑想

発行日　2021 年 7 月 30 日　第 1 刷

著者　伊藤 東凌

本書プロジェクトチーム
編集統括　柿内尚文
編集担当　舘瑞恵
編集協力　洗川俊一
イラスト　高柳浩太郎
カバーデザイン　三森健太（JUNGLE）
本文デザイン　菊池崇＋櫻井淳志（ドットスタジオ）
校正　中山祐子

営業統括　丸山敏生
営業推進　増尾友裕、綱脇愛、大原桂子、桐山敦子、矢部愛、寺内未来子
販売促進　池田孝一郎、石井耕平、熊切絵理、菊山清佳、吉村寿美子、矢橋寛子、遠藤真知子、森田真紀、高垣知子、氏家和佳子
プロモーション　山田美恵、藤野茉友、林屋成一郎
講演・マネジメント事業　斎藤和佳、志水公美

編集　小林英史、栗田亘、村上芳子、大住兼正、菊地貴広
メディア開発　池田剛、中山景、中村悟志、長野太介、多湖元毅
管理部　八木宏之、早坂裕子、生越こずえ、名児耶美咲、金井昭彦
マネジメント　坂下毅
発行人　高橋克佳

発行所　株式会社アスコム

〒105-0003
東京都港区西新橋2-23-1　3東洋海事ビル
編集部　TEL：03-5425-6627
営業局　TEL：03-5425-6626　FAX：03-5425-6770

印刷・製本　株式会社光邦

Printed in Japan ISBN 978-4-7762-1159-4

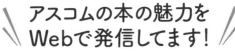

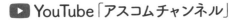